10分間
インスパイリング
骨格矯正
エクササイズ

体の芯からダイエット

Micaco

「やせたい!　太っている自分が許せない」
わかります。でも、ただやせればいいというのでは、
けっして女性らしい美しさは手に入りません。
「大きいお尻がきらい」
「たるんだおなかを何とかしたい」
「X脚が気になってスカートになるのが憂鬱」
誰にもある体の悩み。これも、解決するのは簡単ではないでしょう。

ここにご紹介する“インスパイリング・エクササイズ”は、
1日わずか10分のエクササイズを続けていただくだけで、これらの悩みを改善。
女性らしい美しいラインを残しつつ、
ひき締まるべきは締まった、理想のボディに近づくことができます。
とりわけ産後1カ月目からの運動で、
妊娠前よりきれいな体型を維持できるというメリットは、
産後太りを心配するお母さんには朗報となるに違いありません。

原理は簡単、私たちの体を支える骨格そのもの、
なかでも体幹にあたる骨盤のゆがみを正すことで体を芯からリメイク。
合わせて、骨を支える深部筋（インナー・マッスル）を刺激することで、
中心からやせやすい体づくりができるのです。
骨格が正常になれば、代謝が高まるというだけでなく、
女性に多い冷えやむくみも改善する、うれしいおまけもあります。

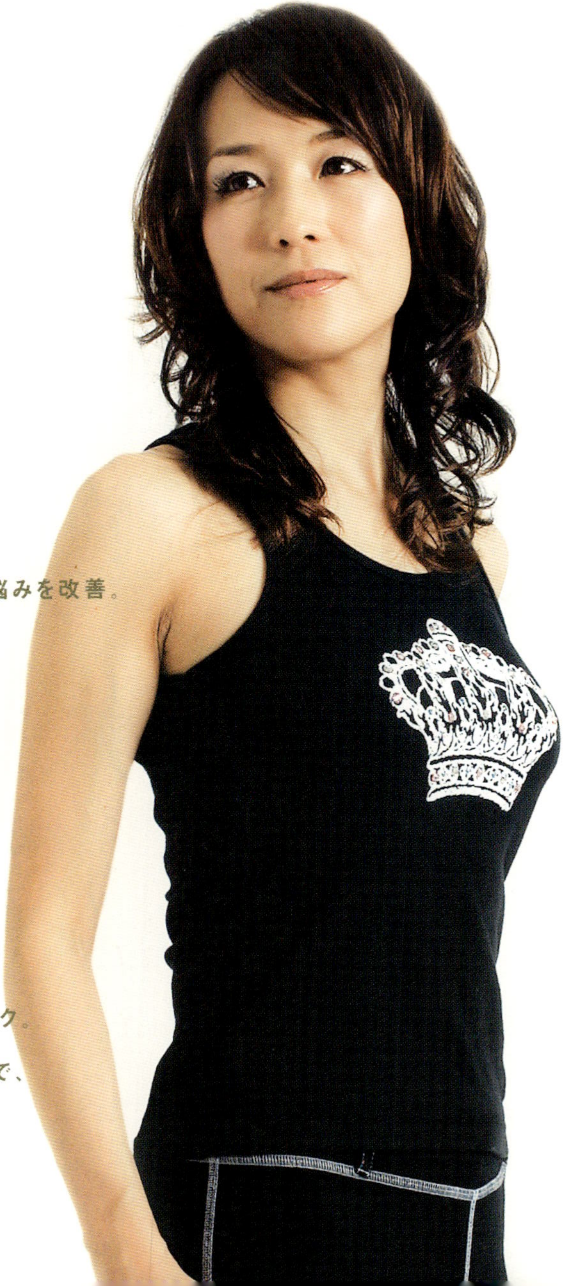

本書では、私がパーソナルトレーナーを務める「スターダストプロモーション」で、
モデルさんや女優のみなさんに、実際にレッスンしている内容をそのままお教えしています。
すべてのエクササイズを手順ごとに写真でわかりやすく解説し、
付属のDVDには個々の説明をはじめ、一緒に体を動かしてもらえる
“バーチャルスタジオ”も用意しました。

Intro

あなたにとって理想の体、美しいボディラインとは？

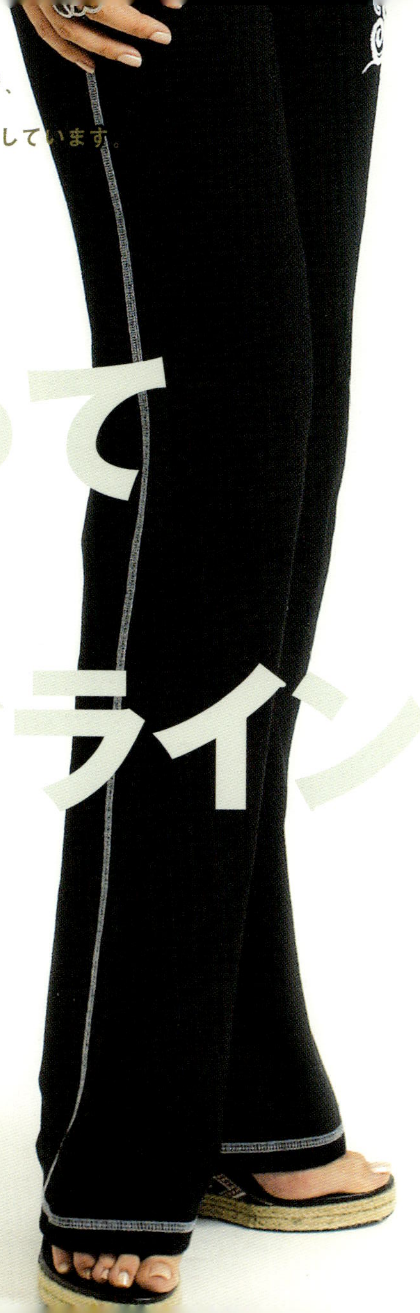

「エクササイズを始めて、ジーンズが2サイズも小さくなりました！」
私がお教えしている教室の生徒さんたちから数多く聞く言葉です。
理想のボディラインはけっして夢ではありません。
美しくなりたいという熱意と、ほんのちょっとの根気さえあれば、
誰でも新しい自分になることができます。

この本が、そんなあなたの最良のパートナーになりますように……。

CONTENTS

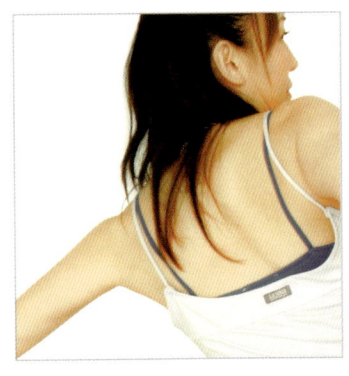

エクササイズを始める前に

本書は、1日わずか10分の骨格矯正と深部筋刺激により、やせやすい体質に改善。毎日の積み重ねで女性らしい美しいラインをつくる、話題のインスパイリング・エクササイズを初めての方にもわかりやすく解説したレッスン・ブックです。

18ページからの解説は、基本となる10分エクササイズから始まり、気になる部位の脂肪を落とす部分やせエクササイズ、仕上げの血流アップの動作まで、実際のレッスンでおこなう約30分のプログラムと同様の流れで構成*。骨盤をゆるめ、矯正する基本の動作と、脚、ヒップ、ウエスト……をみがく応用動作が、ステップごとに写真とポイント解説でやさしく理解していただけます。

*プログラム全体の構成については、16~17ページをご覧ください。

ページの右端には、各エクササイズの分類と目的がひと目でわかるよう、メニュー種別と内容をしめすアイコンを用意しました。付属のオリジナル・レッスンDVD**と合わせてご覧になるときなど、目的のエクササイズのページが探しやすくなっています。

**付属のオリジナル・レッスンDVDの使い方については、86~87ページをご覧ください。

本書を効果的にお使いいただくには……

1
付属のオリジナル・レッスンDVDの解説モードで各エクササイズをチェック。合わせて本書の該当ページを読み、それぞれの手順とポイントをしっかりと頭に入れましょう。

2
本書とオリジナル・レッスンDVDを参照しながら、各動作を体でおぼえるようにしてください。

3
オリジナル・レッスンDVDの“バーチャルレッスン”モードと合わせ、実際のスタジオと同じプログラムを体験します。

4
慣れてくれば、あとは自由自在。1日1回、基本の10分エクササイズを中心に、目的に応じたオリジナル・メニューを実践し、週に1回30分のトータル・エクササイズをおこなうといいでしょう。

エクササイズの準備

1

インスパイリング・エクササイズは、たたみ一畳分の広さがあればどこでもできます。
スタジオの生徒さんにはヨガマットを敷く方も多いですが、
絶対に必要ということはありません。

2

エクササイズの際に着るウエアも、特別なものは必要ありません。
Tシャツやタンクトップ、スウェットの上下など、
楽な服装で体を存分に動かせるものを選びましょう。

3

インスパイリングでは、基本のエクササイズに骨盤をゆるめる動作があり、ここではひもを使います。自宅にある縄跳びなどでOKですが、伸び縮みしにくい素材のものがいいでしょう。
ひもの長さは身長に合わせ、ちょうどいい長さに切っておきます。

ひもの長さの決め方

片方の足の土踏まずにひもをかけ、脚よりもちょっと長いくらい。腰の骨あたりの長さをめやすに切りましょう。

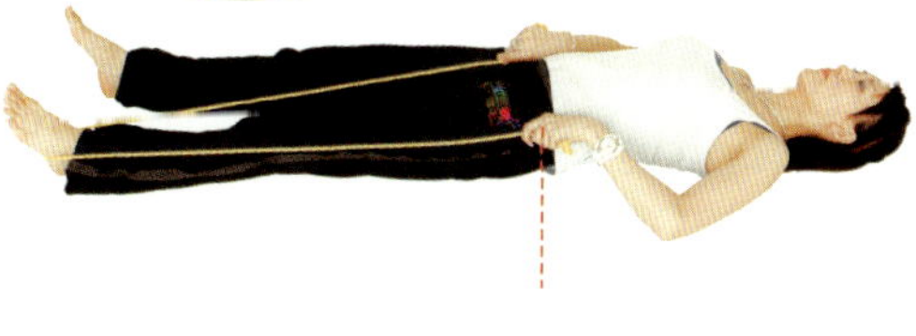

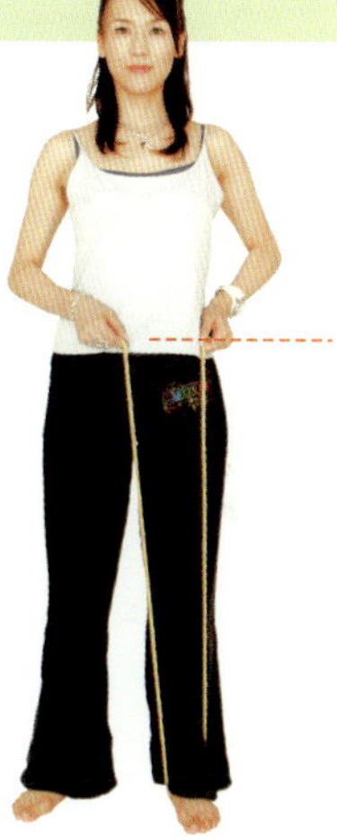

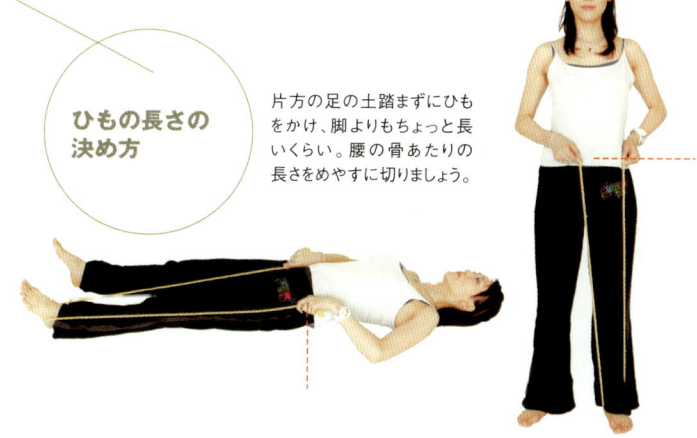

！注意

- インスパイリング・エクササイズはトレーナーの指導のもと、おこなうのが原則です。ご自身でおこなう場合は、体調や体力に合わせて無理のない範囲でおこなってください。
- インスパイリング・エクササイズには、骨盤を開く、締めるといった動作が含まれます。生理前の時期におこなうのは避けるようにしてください。
- 満腹時や空腹時、睡眠不足の状態でおこなうのは避けるようにしてください。
- エクササイズをおこなっている途中、気分が悪くなったり不調を感じた場合はただちにやめて、医師の診察を受けるようにしてください。
- 現在、医師の治療を受けている方は、かかりつけの医師に相談のうえおこなうようにしてください。
- あくまで自己責任に基づき、エクササイズをおこなうようお願いします。

What's inspirin

インスパイリングで、体の芯からボディ・リメイク！

基本
10
分
エクササイズ
START！

インスパイリングとは「刺激する」こと

これから、みなさんと一緒にレッスンするインスパイリング・エクササイズ。

英語で「刺激する」という意味の言葉“インスパイリング”を冠したこのエクササイズは、その名のとおり……「**体の内側を刺激してきたえることによって、体の中心でしっかり骨格を支えつつ、表面は女性らしいやわらかさを残したボディをつくる**」ことをめざす、これまでにないボディメイキング・メソッドです。

刺激する、といってもポキポキと痛いようなことはまったくありません。要は、ゆがんでしまった骨格を正常な状態に戻してあげることで、体をまるごとリメイクする。それにより、骨を支えている体の深い部分の筋肉（深

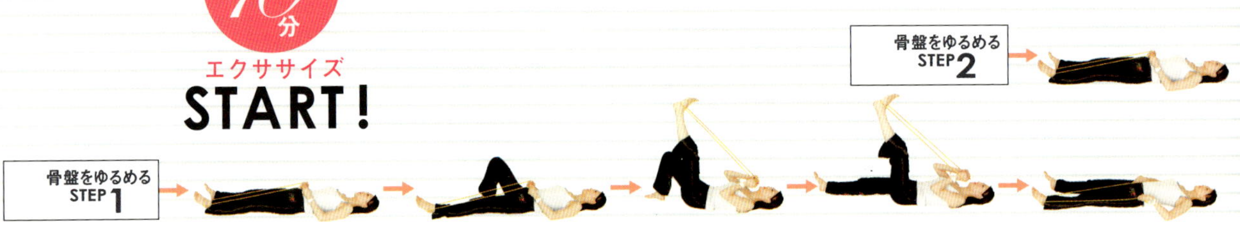

骨盤をゆるめる
STEP 1
骨盤をゆるめる
STEP 2

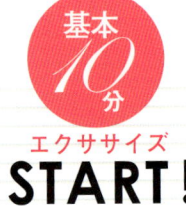

g?

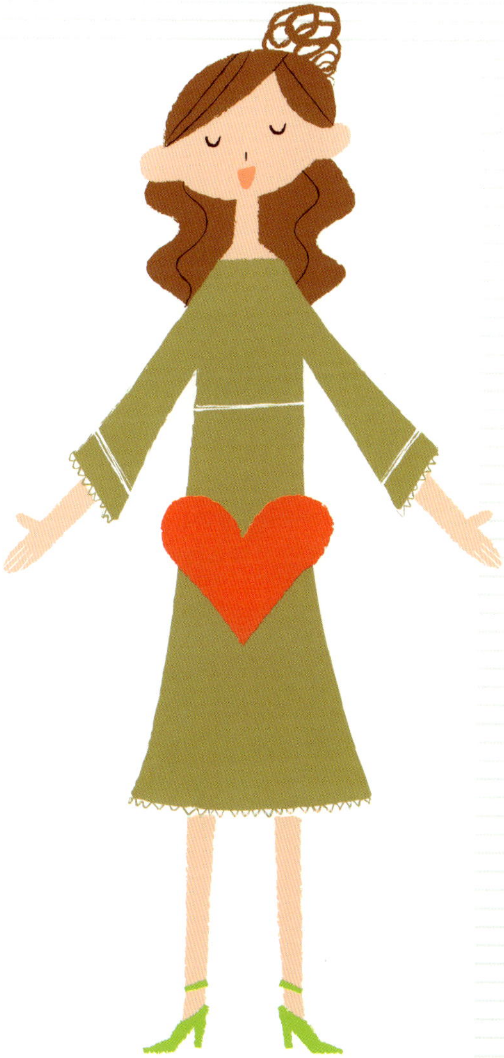

部筋＝インナー・マッスルといいます）をきたえ、体の基礎代謝をアップすることで、やせやすく太りにくい体質にするわけです。

女性の美しさの
基本は、骨盤です

たとえば、忙しさからくる慢性的な運動不足や不眠、仕事のために立ちっぱなし、あるいは座りっぱなしの毎日、合わない靴、冷えすぎや暖めすぎのエアコン、重い荷物、硬すぎるアスファルト……現在、私たちを取り巻く生活環境は不健康そのもの。これらの要因が複合的に重なることで、体は知らず知らずゆがんでしまい、さまざまな悪影響が生じています。

おもちゃのコマを思い浮かべてください。心棒が斜

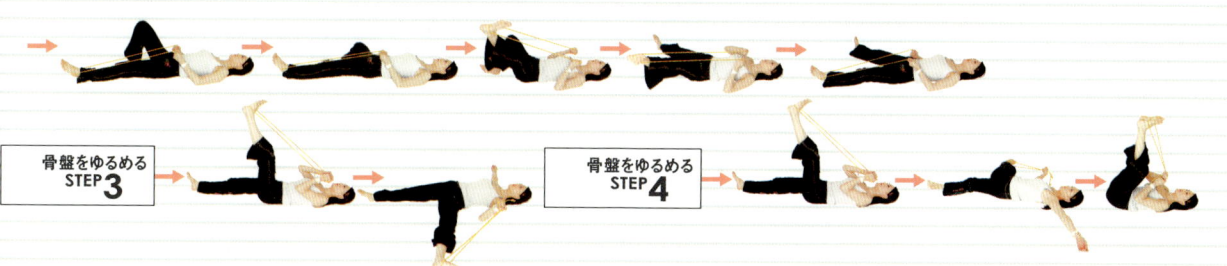

What's inspiring?

めにゆがんだコマでは、どんなに力いっぱい回しても、きれいに回転せず、すぐに止まってしまいます。私たちの体も同じで、ゆがんだままの状態ではさまざまな生命活動がうまく機能してくれません。すなわち、食事で摂った栄養をエネルギーとして消費する代謝、とりわけ基礎代謝（呼吸や血液の循環、体温の維持などにかかわる代謝）の力が低下して太りやすい体になってしまったり、そのせいで体内にたまった毒素が排出されず、むくみを生じたり……血のめぐりが悪くなって起こる冷え性も、もとはといえば体のゆがみが原因であるケースが多いのです。

インスパイリングは何より、このゆがみを正すことで基礎代謝を上げ、やせやすく太りにくい体をつくることを目的にしています。なかでも、文字どおり体の中心＝体幹部にあたる「骨盤」を望ましい形と位置に戻してやることで、コマでいう心棒をまっすぐにする。そうすれば、体全体が自然に正しい姿勢を思い出し、猫背や下がった肩、大きなお尻、X脚やO脚など、気になるシルエットもぐんぐん美しくなるから驚きです。

インスパイリング・エクササイズで期待できる効果

ビジュアル面

- X脚O脚の矯正（2～3カ月で効果）
- 美脚
- 美尻
- 小顔
- 二の腕のひき締め
- ウエストのひき締め
- 猫背の矯正

骨盤を矯正する STEP 1

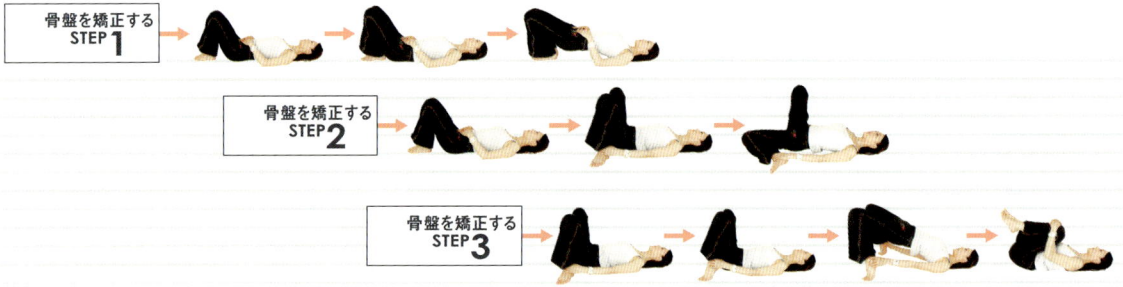

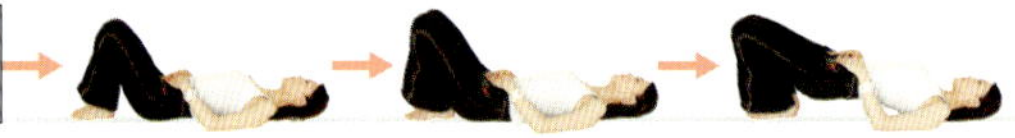

骨盤を矯正する STEP 2

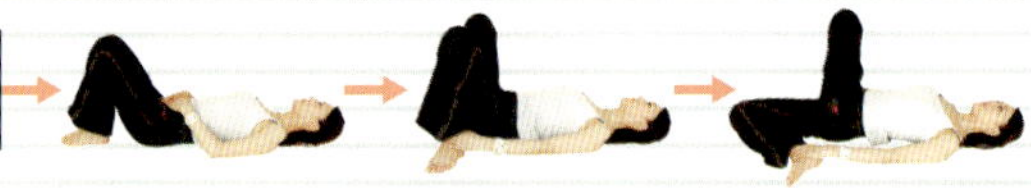

骨盤を矯正する STEP 3

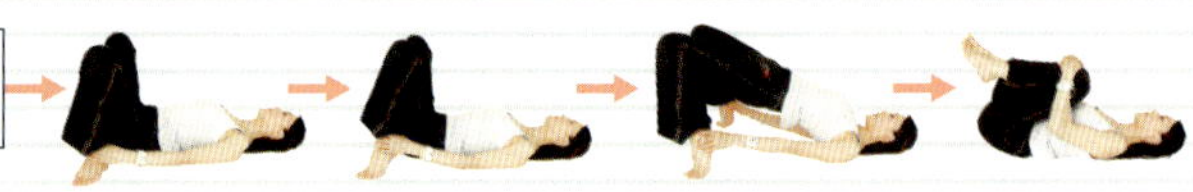

インスパイリングで、
体の芯から
ボディ・リメイク!

女性による、女性のための エクササイズ

インスパイリングによって骨格が矯正されると、刺激され、強化されるのは、これを支える深部筋（骨盤の場合、大腰筋や腸骨筋など）です。代謝の主役である筋肉が増えれば、ダイエット効果が高まるのは当然の話……しかも、ジムでのウエイト・トレーニングやエアロビクスなどと違い、激しい運動で表面の筋肉（アウター・マッスル）が増え、腕や脚が太くなったり、女性らしい曲線をなくしてしまう心配もありません。

さらに、同じ原理は骨盤だけでなく、体の各部——脚や二の腕、出っぱったお尻やおなか回りのひき締めにも、しっかり有効。部分ごとの骨格矯正を目的に、工夫されたエクササイズをおこなえば、深い部分の筋肉が刺激されて理想のラインが手に入ります。ビジュアル面以外にも、血流アップや“体の下水道”であるリンパの循環の回復により、話題のデトックス（毒素ぬき）効果も期待できるなど、女性にはまさにうれしいことづくめです。

健康面

- ♥ 腰痛の改善
- ♥ 肩こり改善
- ♥ 生理痛の緩和
- ♥ 冷え性の緩和
- ♥ 安眠
- ♥ リラックス

骨盤を矯正する
STEP 4

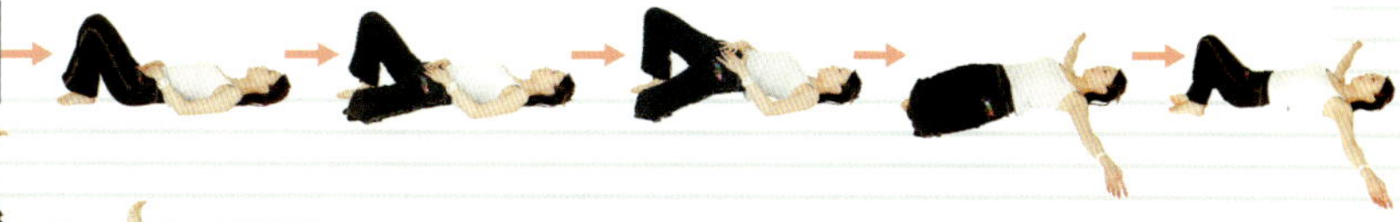

骨盤を矯正する
STEP 5

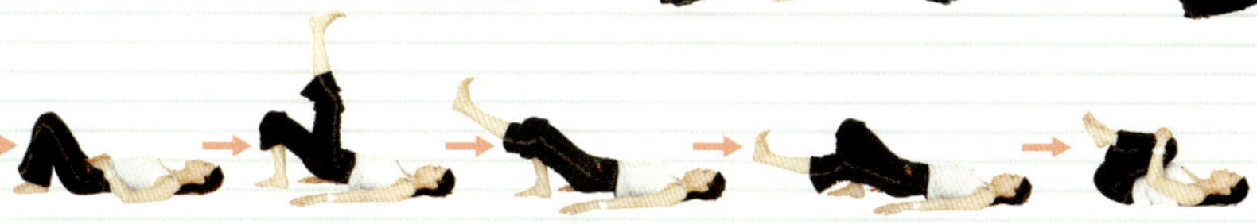

基本10分
エクササイズ
CONTINUE!

What's inspiring?

1日わずか10分、継続は力なり

「運動はしたいけれど、忙しくて」そんな言い訳で、美しさへの努力をなまけてきた人も、インスパイリングなら心配はいりません。

最低限、毎日続けてやっていただきたいのは、基本中の基本ともいうべき「10分エクササイズ」だけ——これなら、どんなに忙しい方でも「時間がない」とはいえないでしょう。そのうえで時間が許せば、体の気になる部位を集中してみがく「部分やせエクササイズ」を必要に応じてプラスしてもらえば十分です。

もちろん実際のレッスンでは、原則週1回ということもあって、すべての動作を通しておこなう「30分エクササイズ」を実践していますが、毎日続けるというのであれば10分プラスαで大丈夫。この本と付属のDVDも、何より手軽にやっていただくのを最優先に、目的と時間に応じたメニューが組めるよう工夫してつくってあります。

必要なのは、1回に多くをやることより、少しずつでも毎日欠かさずおこなうこと。その意味で「継続は力」という言葉は、ダイエットのためにあるといっていいかもしれません。まずは目標を数カ月～半年程度に設定し、毎日確実に続けていただけば、早い人で数週間、遅くとも数カ月で変化を実感していただけるでしょう。女性の場合、もともと骨盤が開きやすくゆがみを生じやすいぶん、これを“ゆるめ→矯正する”というインスパイリングのメソッドは効果が出やすいのです。

さあ、インスパイリング・エクササイズで、あなたも理想的なボディを手に入れてください！

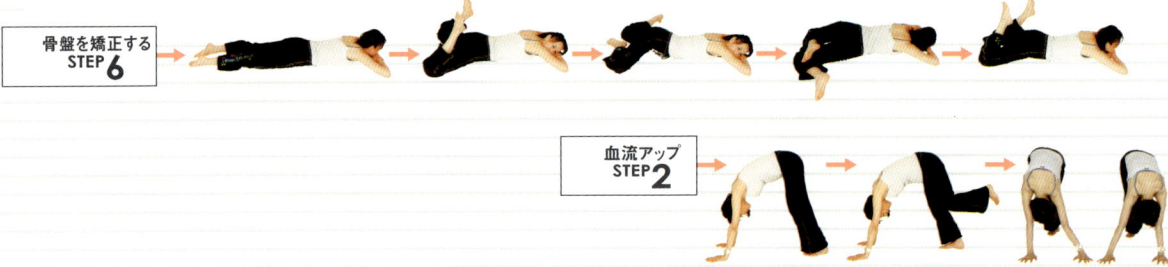

インスパイリング・エクササイズの流れ

1. 日常生活で緊張した体をリラックスさせる（骨盤・関節・筋肉をゆるめる）
2. 適度にゆるんだところで骨格・骨盤のゆがみを矯正する

骨盤を矯正する STEP 6

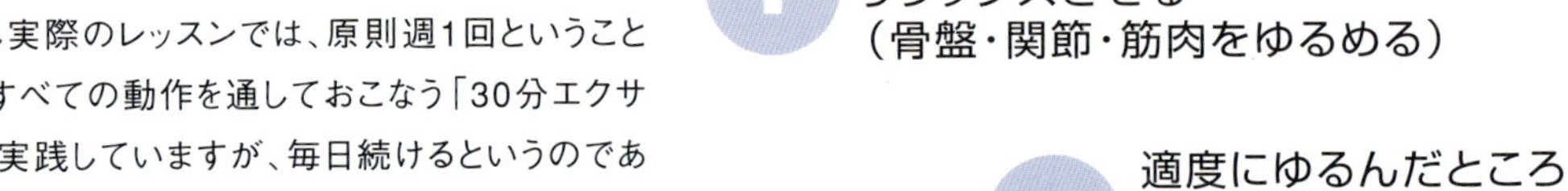

血流アップ STEP 2

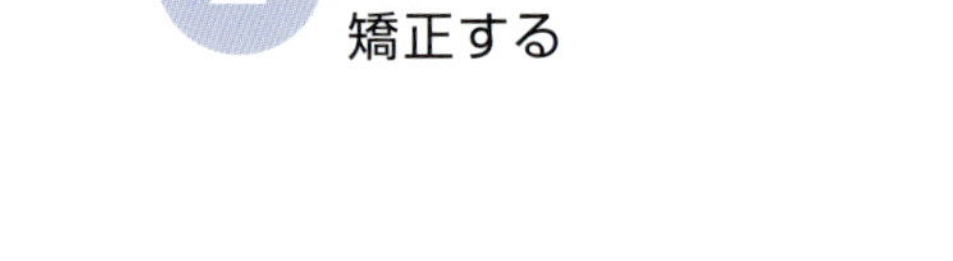

妊娠・出産は、お母さんがより美しくなるチャンス！

　男性にくらべて女性の骨盤がゆがみやすいのは、じつは体の構造の違いのため。女性の場合、妊娠・出産をする可能性があるので、もともと骨盤が開きやすくなっているのです。ただ、これは裏を返すと、女性とりわけ出産直後で骨盤が開いた状態にあるお母さんが、産後の運動にインスパイリングをおこなえば、大きな効果が期待できるということでもあります。

　実際、私のレッスンにも産後1カ月後をめどに通ってくるお母さんが多く、「妊娠前よりもきれいな体型になりました！」と、口々にうれしい報告をしてくださいます。最近では、産後太りを心配し、妊娠・出産をためらう女性も多いそうですが、そういう方にこそインスパイリングを試してもらい、効果を実感していただきたいものです（インスパイリングにより、不妊ぎみだった人が妊娠しやすくなったり、安産になったという声も聞きます）。

「妊娠・出産こそ、お母さんがより美しくなるチャンス！」 2人の子供をもつ私自身、インスパイリングをおこなったことで、それを確信しています。

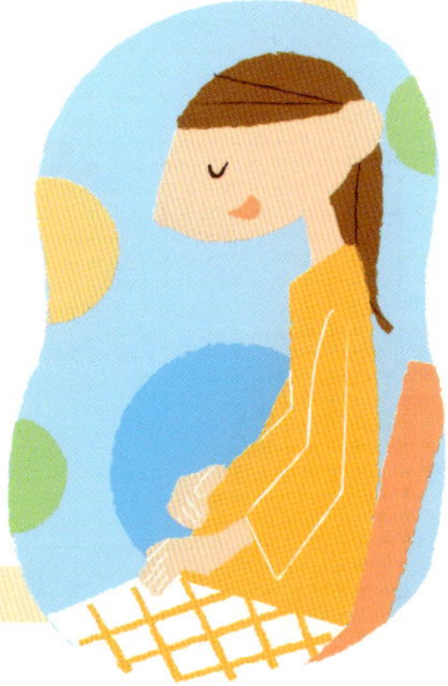

3 骨を支えている深部筋*に筋肉をつけて中心が通ったボディをつくる

4 代謝力がアップするとともにリンパの流れが促進、たまった老廃物や毒素も排出される

5 やせやすい体になり、ボディラインや姿勢が美しくなる

！注意
産後太りの予防にインスパイリングをおこなう場合、出産の1カ月後をめやすに、かかりつけの産婦人科の医師に相談のうえ始めるようにしてください。

＊深部筋はふつうの生活ではきたえられないため、特別なエクササイズが必要

血流アップ STEP 1

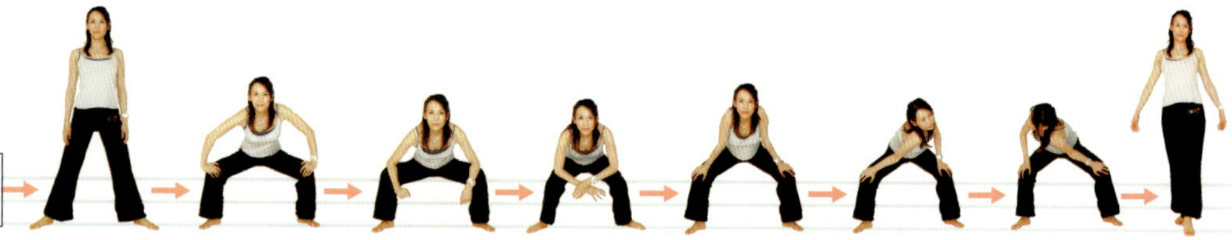

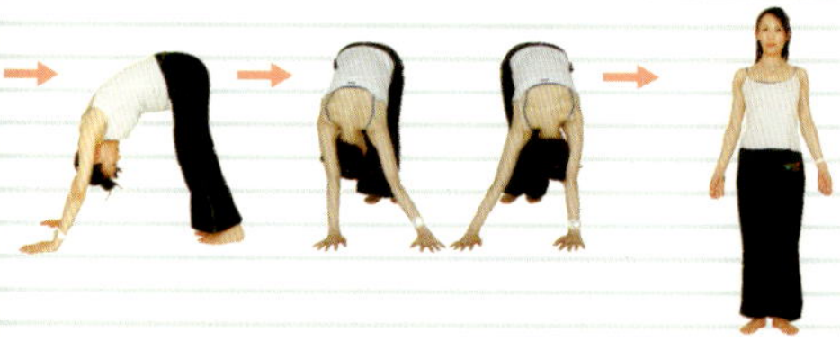

基本10分エクササイズ
FINISH!

正しく立てば、やせられる！まずは基本の“3分立ち”から……

本格的なレッスンに入る前の準備として、“3分立ち”にトライしましょう。壁を背にして立つだけで、体のゆがみを矯正でき、代謝力もアップ――エクササイズのためのまとまった時間がとれないときも、これなら簡単です！

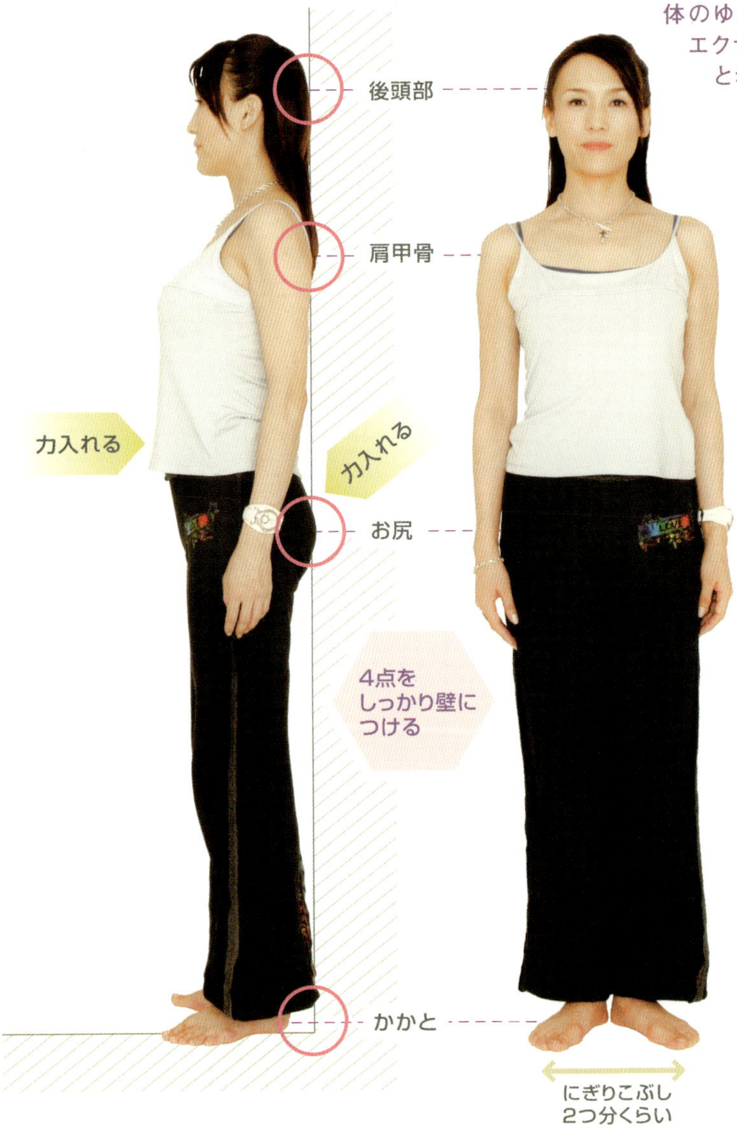
後頭部
肩甲骨
力入れる
力入れる
お尻
4点をしっかり壁につける
かかと
にぎりこぶし2つ分くらい

“3分立ち”は、インスパイリング・エクササイズのなかでも一番簡単で、その名のとおり、ただ3分間立っているというだけのものです。

まず大きめの姿見を用意し、それを正面に見るようにして、部屋のまっ平らな壁に背中をついて直立します。立つときには、つま先をにぎりこぶし2つ分くらい開いて、かかと、お尻、肩甲骨、後頭部の4点がしっかり壁につくようにしてください。

ポイントは、おなかとお尻にキュッと力を入れること。さあ、そのまま3分間立ってみましょう。

いかがですか、体幹部の大きな筋肉

を使いますので、立っているだけでも、思った以上にきついはずです。もし、息もできないくらいつらいと感じるなら、それはふだんから美しい姿勢ができていないという証拠。
そういう方は、毎日この3分立ちを続けていただくだけで、姿勢がよくなり、X脚やO脚、猫背にも驚くほど効果があります。その場合、体のゆがみがチェックできたら、姿見ははずすようにしましょう（かえって正しい姿勢がわからなくなります）。

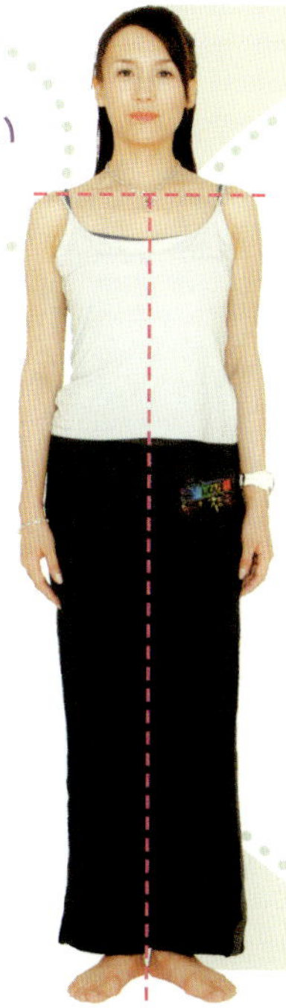
正しい姿勢

3分立ちのエクササイズ効果

3分立ちの効果は、体のゆがみを矯正するだけではありません。背中には、首のつけ根から腰まで、背骨をかこむように縦に大きな筋肉があります。背筋を伸ばしてまっすぐに立てば、この大きな筋肉が刺激されるほか、おなかやお尻に力を入れることで腹筋やお尻の筋肉も緊張。毎日続ければ、体の中心（体幹部）がきたえられ、代謝のいい、やせやすい体へと変われるのです。

ゆがんでませんか、あなたの体！

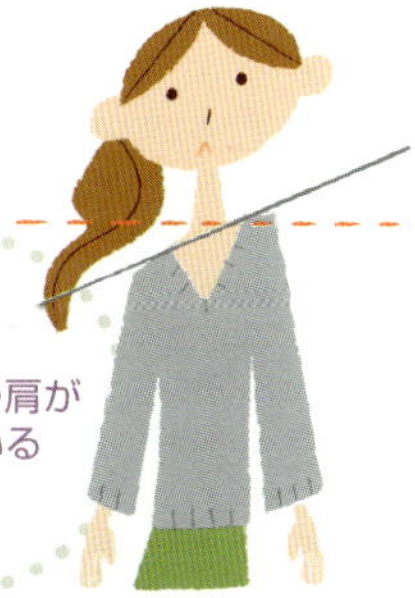
どちらかの肩が上がっている

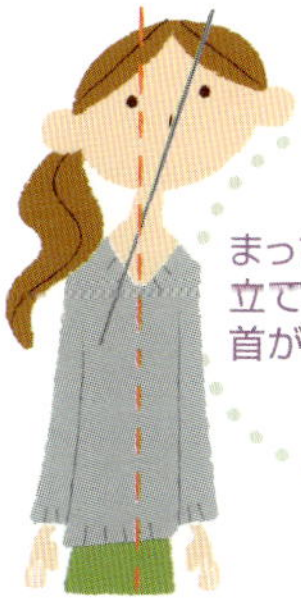
まっすぐ立てなかったり、首が曲がっている

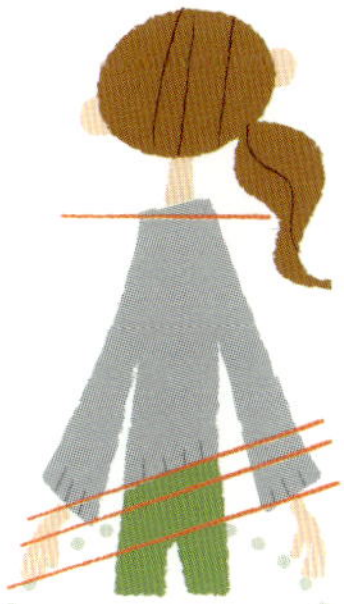
骨盤がゆがんで、どちらかのお尻が上がっている

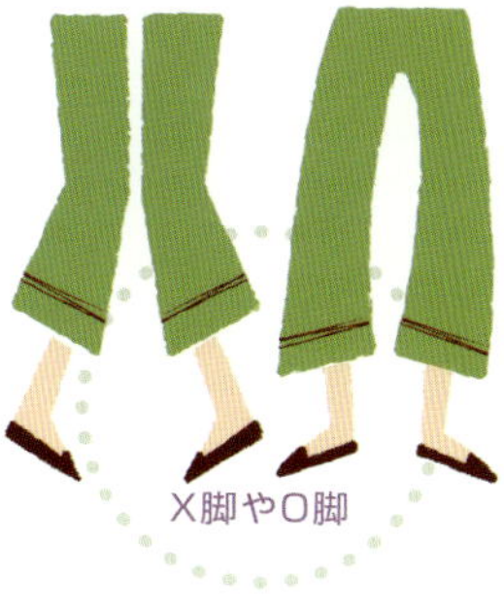
X脚やO脚

姿見に映った自分の姿勢を見てみましょう。肩のラインと体の中心のラインがきちんと垂直になっていればOKですが、もしもこのイラストのような状態なら、あなたの体はゆがんでいます。意識して直すようにしてみてください。初めは、鏡の中の自分がまっすぐ立っているのに、体が傾いているような違和感があるかもしれませんが、毎日続けているうちに、きれいな姿勢を自然と体が覚えてくれます。

オリジナルな組み合わせで、“なりたい自分”に必ずなれる！

インスパイリング・エクササイズは、基本となる10分のエクササイズと、応用編にあたる部分やせエクササイズで構成されています。目的と時間、体調に合わせたあなただけのオリジナル・メニューで、無理なく理想のボディラインを手に入れることができます。

基本10分エクササイズ

once in a day

インスパイリング・エクササイズのエッセンスです。骨盤をゆるめ、矯正することで、体を芯からリメイクし代謝力をアップ、やせやすい体をつくります。1回わずか10分、毎日続けることで劇的な変化が現れますので、まずはこれを基本にするといいでしょう。

骨盤をゆるめる p.18
骨盤を矯正する p.24
血流アップ p.74

さあ、エクササイズを始めましょう!!

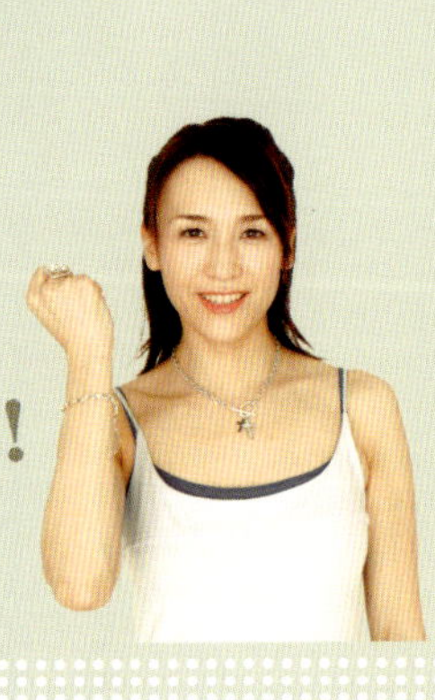

部分 やせ エクササイズ

骨格矯正と深部筋への刺激により、体の気になる部分をひき締め、美しいボディラインをつくる応用編です。必要なエクササイズを「基本10分エクササイズ」と組み合わせて毎日おこなえば、あなただけのオリジナル・メニューで効率よく体をみがくことができます。

実践30分 エクササイズ

once in a week

「基本10分エクササイズ」と「部分やせエクササイズ」、すべてのメニューを通しておこなうトータル・プログラムです。週に1回、30分間集中しておこなうことで、エクササイズの効果を大きく高めることができます。

骨盤をゆるめる STEP 1

インスパイリング・エクササイズの基本となる10分エクササイズ。まずは、ひもを使って、固くなった骨盤をゆるめる動きからです。ポイントは無理な力を入れず、あくまでひもの力を利用して骨盤をいろいろな方向に動かしてあげること。十分にゆるめることで、この後に続く骨盤の矯正もやりやすくなります。

ひもを使用 **ひもの長さの決め方については、7ページをご覧ください。

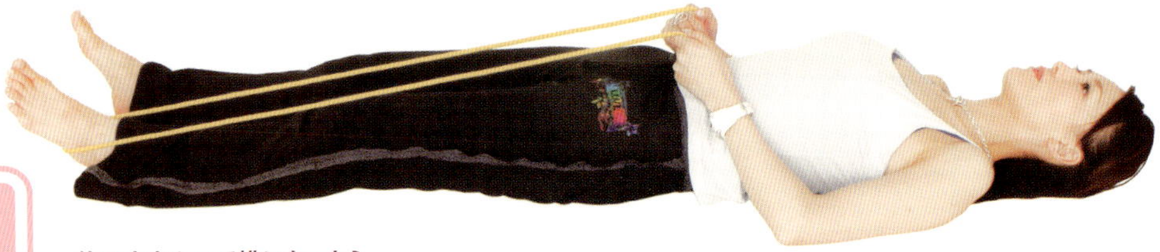

1

体の力をぬいて横になったら、
左足の土踏まずにひもをかけ、
端を両手で持ちます。

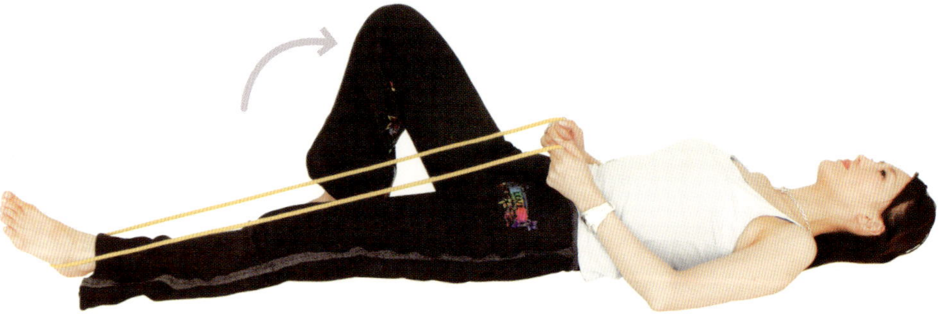

右脚を曲げ、ひざを立てます。こうすることで、ひもをかけたほうの左脚を高く上げやすくなります。

2

Micaco's VOICE

骨盤をゆるめれば全身の緊張がほぐれリラックス、
睡眠も深くなりますよ

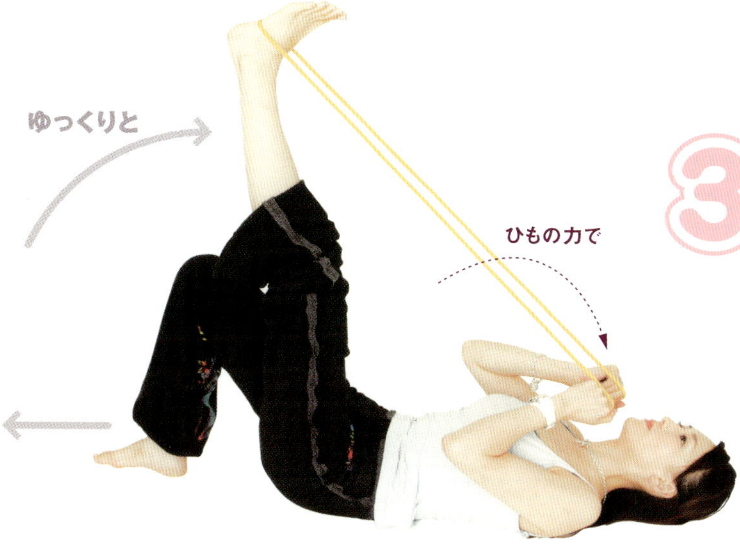

3

2の姿勢から、左脚をゆっくりと上げます。力を入れたり反動をつけずに、ひもの力で引き上げるようにしましょう。床と垂直になるまで引き上げたら、左脚はそのままに、右脚をまっすぐに伸ばします。

Point

上げるときは、力を入れたり反動をつけず、ひもの力だけで引き上げること！

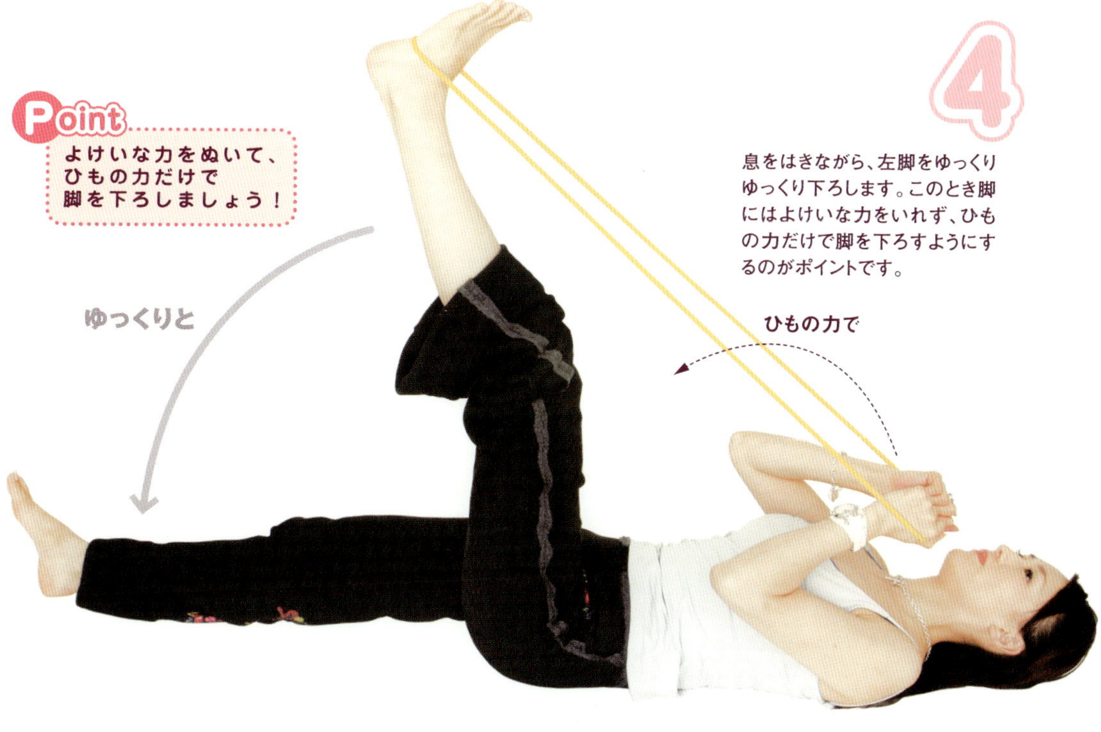

Point

よけいな力をぬいて、ひもの力だけで脚を下ろしましょう！

4

息をはきながら、左脚をゆっくりゆっくり下ろします。このとき脚にはよけいな力をいれず、ひもの力だけで脚を下ろすようにするのがポイントです。

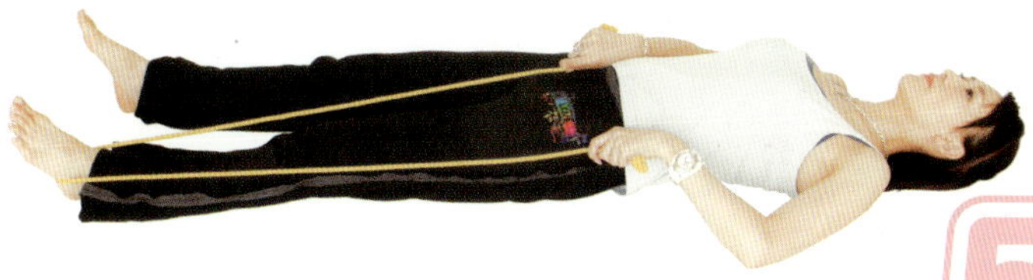

5

脚を下ろしたら、ひもをゆるめてあげます。こうすることで、骨盤と脚をつなぐ付け根の関節がゆるみ、矯正しやすくなります。終わったら、右脚も同様におこないます（左右1回ずつ）。

骨盤をゆるめる STEP 2

骨盤をゆるめるエクササイズ、続いては脚を斜め方向に開く動作です。インスパイリングでは、ゆっくりした動きが深い部分の筋肉を刺激し、代謝力のいい体をつくります。とりわけ、脚を下ろす動きでは足先が大きく弧を描くよう意識してやってみてください。

ひもを使用 **ひもの長さの決め方については、7ページをご覧ください。

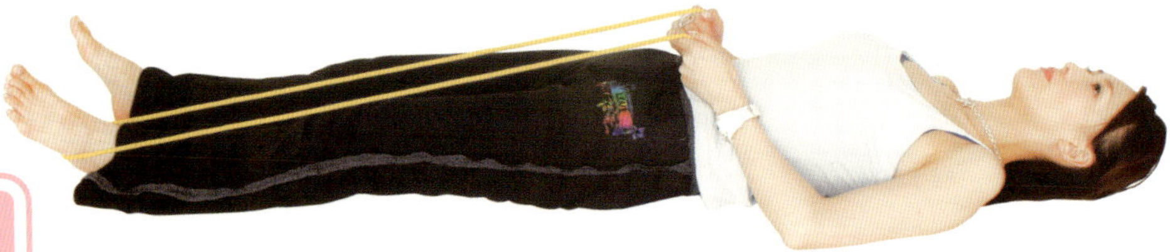

1

体の力をぬいて横になったら、
左足の土踏まずにひもをかけ、
端を両手で持ちます。

右脚を曲げ、
ひざを立てます。

2

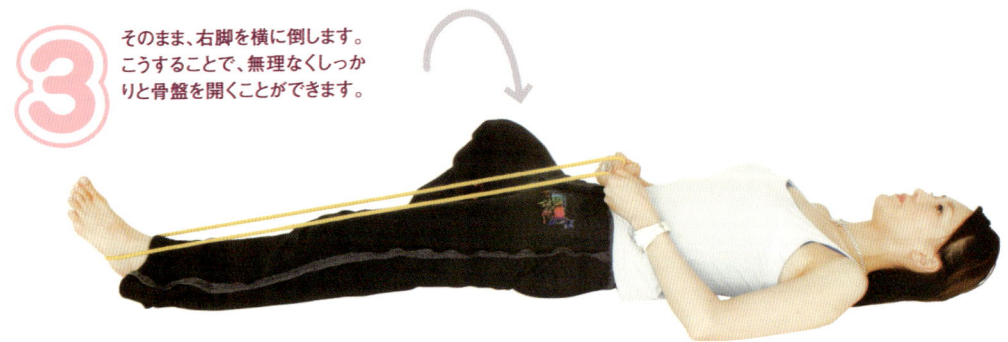

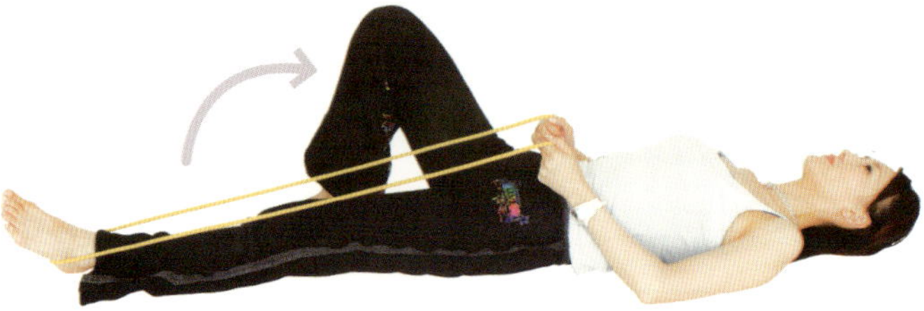

3

そのまま、右脚を横に倒します。
こうすることで、無理なくしっかりと骨盤を開くことができます。

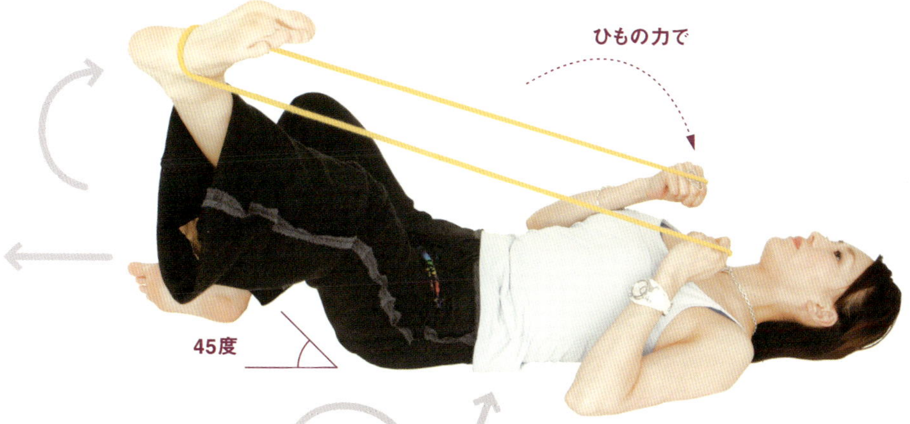
ひもの力で
45度

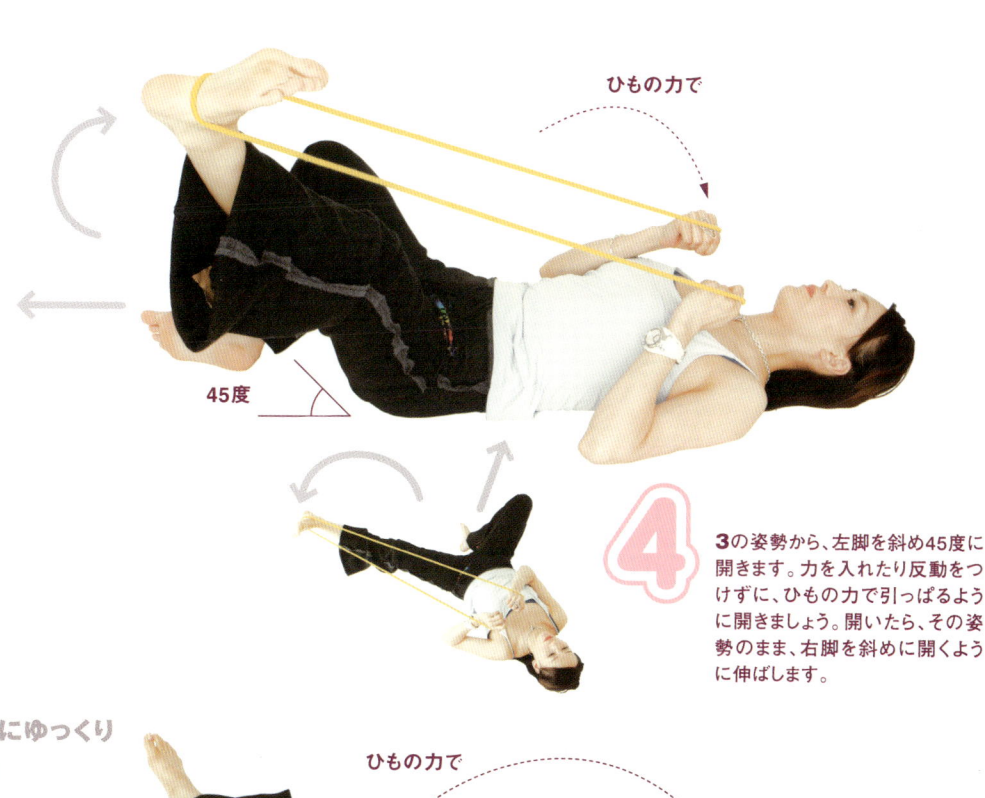

4

3の姿勢から、左脚を斜め45度に開きます。力を入れたり反動をつけずに、ひもの力で引っぱるように開きましょう。開いたら、その姿勢のまま、右脚を斜めに開くように伸ばします。

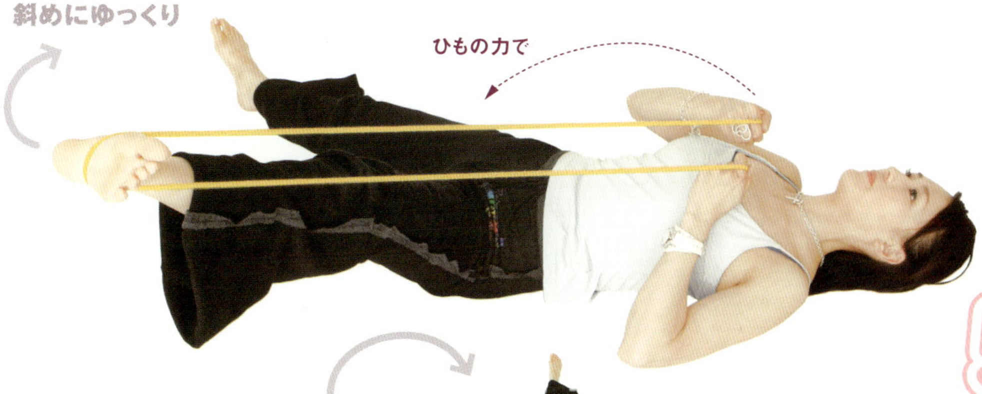
斜めにゆっくり
ひもの力で

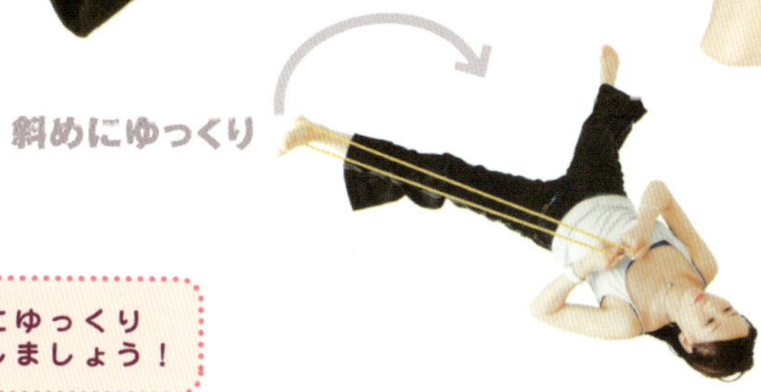
斜めにゆっくり

5

息をはきながら、左脚をゆっくり下ろします。斜めにゆっくりと下ろすようにするのがポイントです。脚にはよけいな力を入れず、ひもの力だけで下ろすこと。

Point

斜めにゆっくり
下ろしましょう！

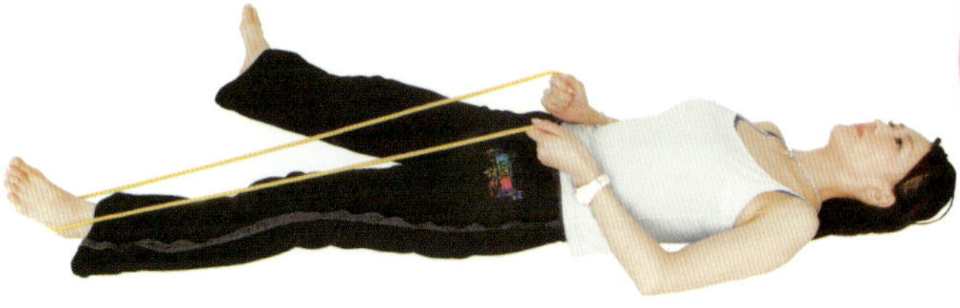

6

脚を下ろしたら、ひもをゆるめてあげます。終わったら、右脚も同様におこないます（左右1回ずつ）。

骨盤をゆるめる STEP 3,4

この2つの動作では、ひもの長さを半分にして、よりしっかりと骨盤をゆるめます。手元にぐるぐるとたぐり寄せるように長さを調節しましょう。あくまで無理のないように、自分にあった長さでおこなうようにしてください。

ひもを使用 **ひもの長さの決め方については、7ページをご覧ください。

STEP 3

1

左足の土踏まずにひもをかけ、ひもの力で引き上げます。引き上げたら、手元でひもをたぐるようにして、半分くらいの長さにしてください。

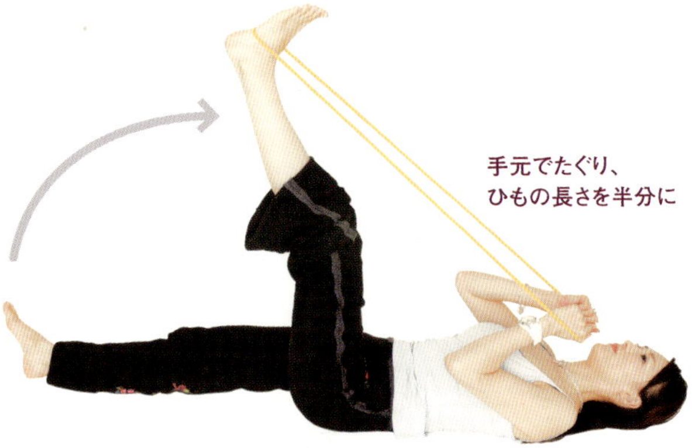

2

ひもの端を、左手で持ち、右腕は真横に開きます。そのまま、左脚をゆっくり真横に倒します。倒した状態で10秒間キープしてください。終わったら、右脚も同様におこないます（左右1回ずつ）。

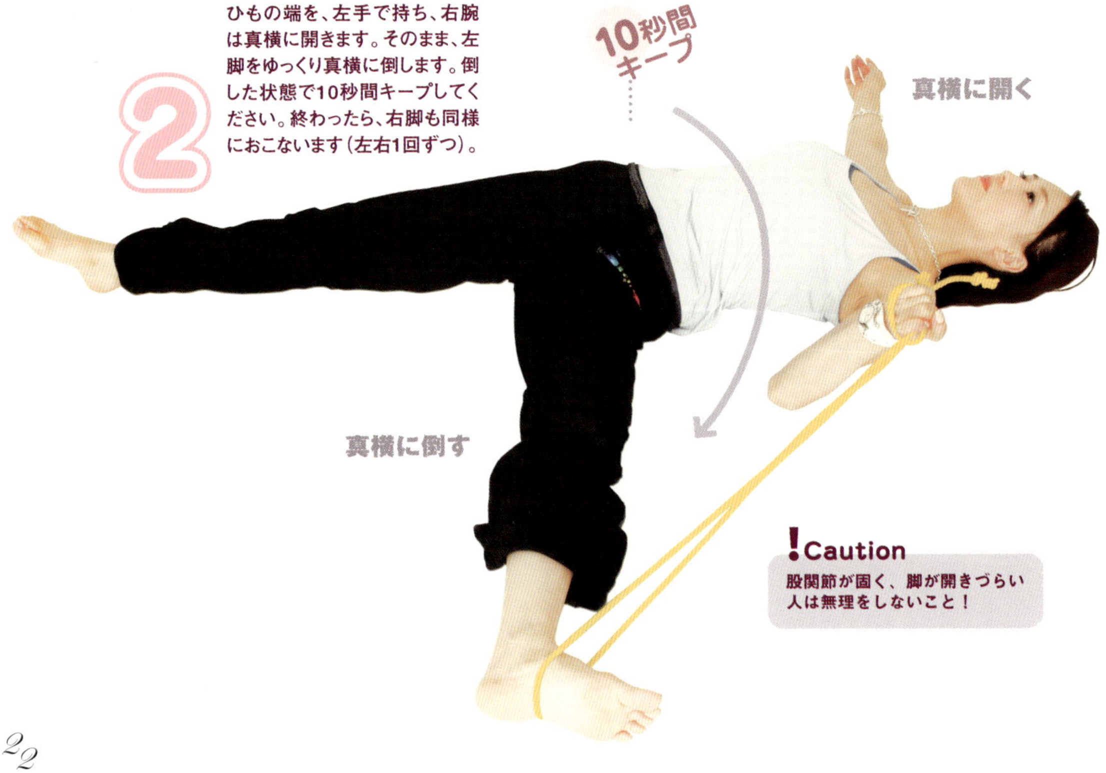

!Caution
股関節が固く、脚が開きづらい人は無理をしないこと！

STEP 4

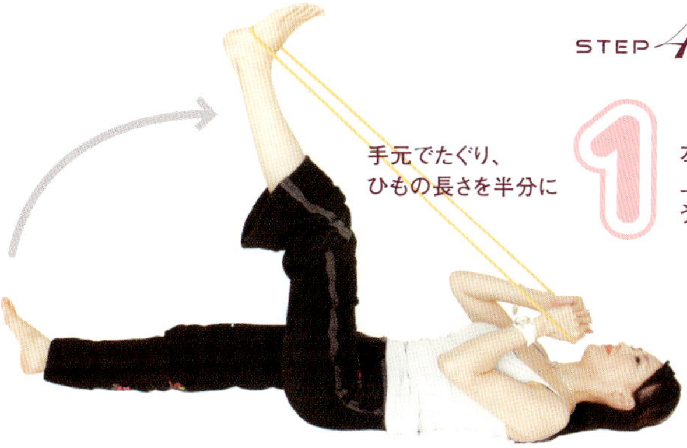
手元でたぐり、
ひもの長さを半分に

1 左足の土踏まずにひもをかけ、ひもの力で引き上げます。引き上げたら、手元でひもをたぐるようにして、半分くらいの長さにしてください。

2 今度はひもの端を右手で持ち、左腕は真横に開きます。そのまま腰をひねるようにして、左脚をゆっくり右側に倒します。倒した状態で15秒間キープしてください。終わったら、右脚も同様におこないます（左右1回ずつ）。

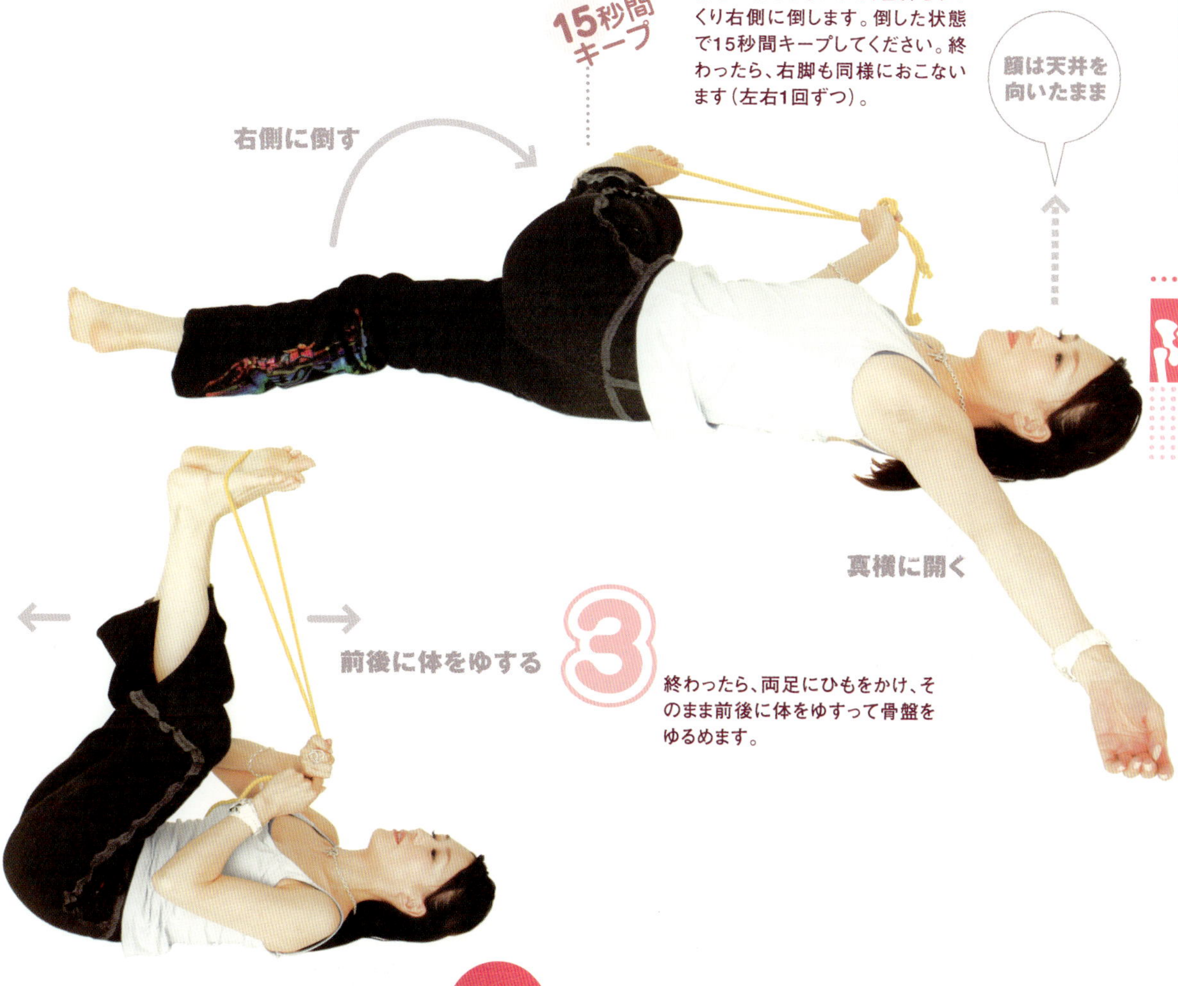
15秒間
キープ
右側に倒す
顔は天井を
向いたまま
真横に開く
前後に体をゆする

3 終わったら、両足にひもをかけ、そのまま前後に体をゆすって骨盤をゆるめます。

Micaco's VOICE これで骨盤をゆるめるエクササイズは終了、次はいよいよ矯正に入ります

骨盤を矯正する STEP 1

ここからは、一度ゆるめた骨盤を正常な位置に戻すエクササイズです。骨盤のゆがみを正すことで、体全体のゆがみが改善、体の中心から代謝力がアップし、太りにくい体をつくることができます。まずは、骨盤を支える大腰筋を刺激する動作からやっていきましょう。

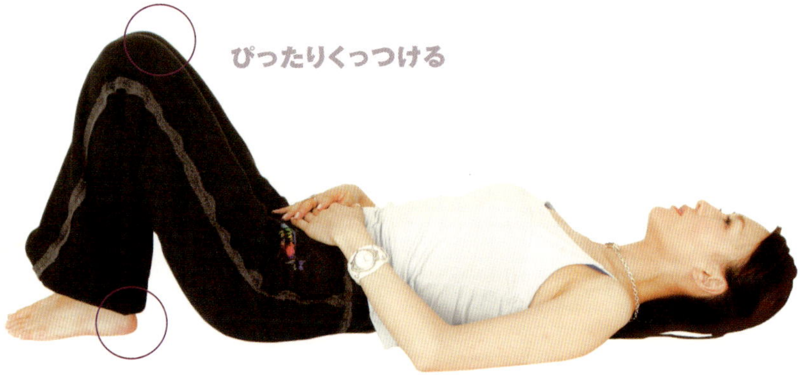

1

横になってひざを立て、両足のかかととひざをぴったりくっつけます。

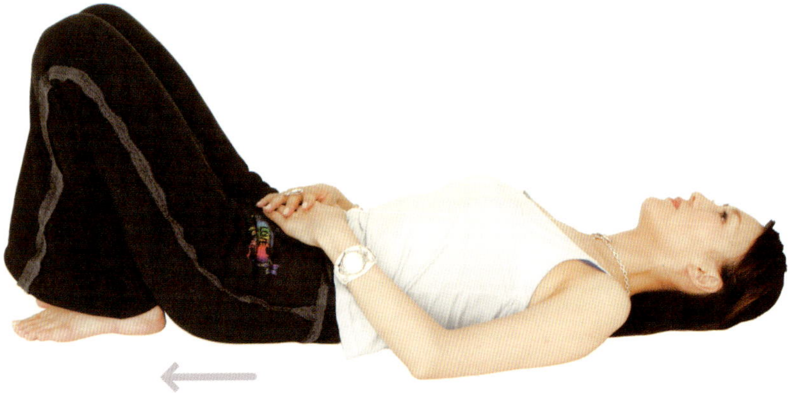

2

お尻をもち上げて、かかとにお尻がつくようにします。このとき、ひざがしっかりくっついているようにしてください。

Point
ひざとひざの間があかないように意識しましょう！

3

手はおへその下に置いて、お尻をぐっともち上げるようにし、そのまま腰を30回上下にバウンドさせます。30回めに、息をはきながらお尻をさらにぐっと上げ、10秒間キープします。

30回バウンド
+
10秒間キープ

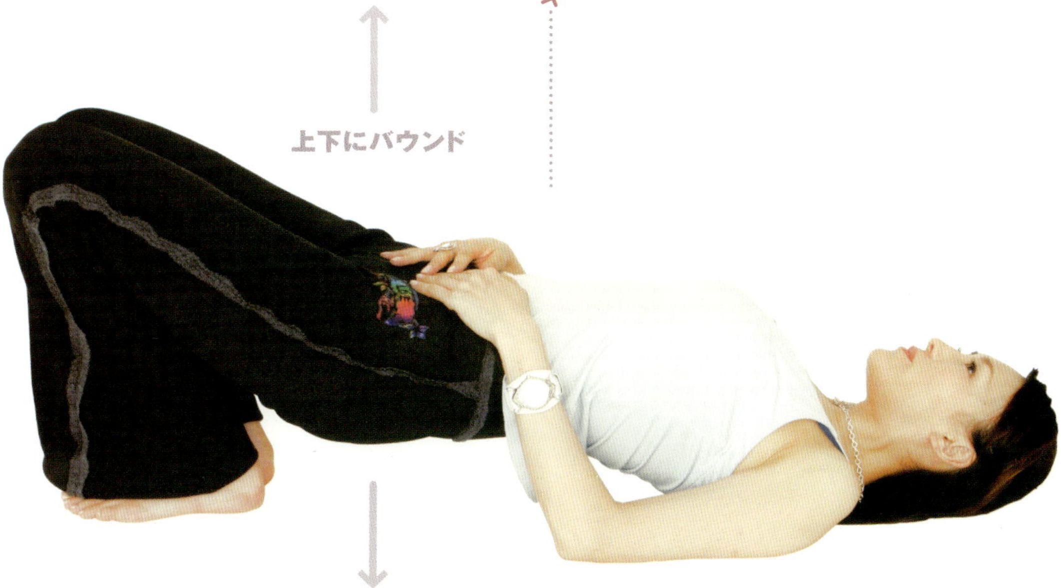

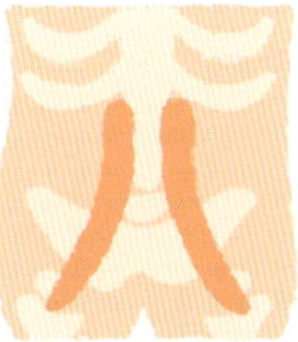

腰の部分の大きな筋肉、大腰筋は骨盤を正しい位置に保つ役割をもっています。この部分の力がおとろえてくると、骨盤のゆがみや、内臓の下垂（下に下がる）による下腹ぽっこりの原因になります。

Micaco's VOICE
大腰筋をきたえることで、
下腹のたるみもひき締めることができますよ

骨盤を矯正する STEP 2

続いては、骨盤を締めるエクササイズ。骨盤を正しい位置に戻してあげることで、すぐに実感してもらえるのは、腰回りからお尻のラインがすっきりと美しくなる効果です。早い人なら数週間程度で、ジーンズのサイズが落ちてくるのを実感してもらえると思います。

1

横になって両脚を軽く開き、ひざを立てます。

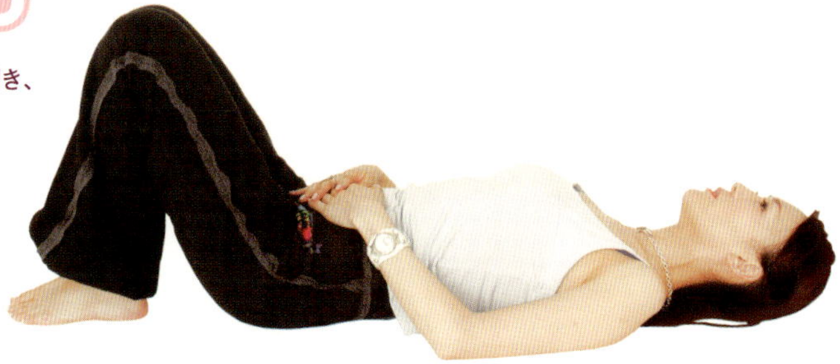

顔は天井を向いたまま

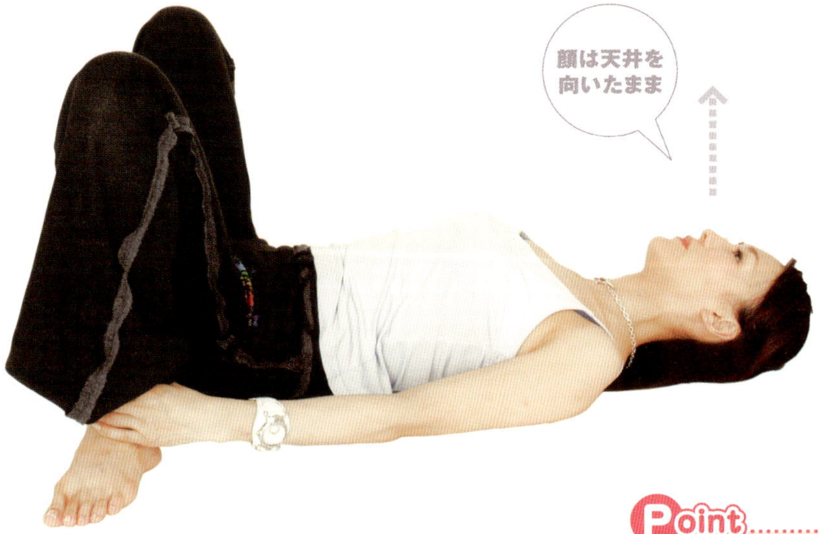

2

両手で両足首をつかみます。このとき、肩甲骨が床から浮かないよう気をつけるのがポイントです。

Point
肩甲骨が床から浮かないよう、意識して！

3

左ひざを内側に倒して、床をたたくように10回バウンドさせます。10回目に、息をはきながらひざを床に押しつけるようにし、10秒間キープします。終わったら、右脚も同様におこないます。

10回バウンド
＋
10秒間キープ

ひざを内側にバウンド

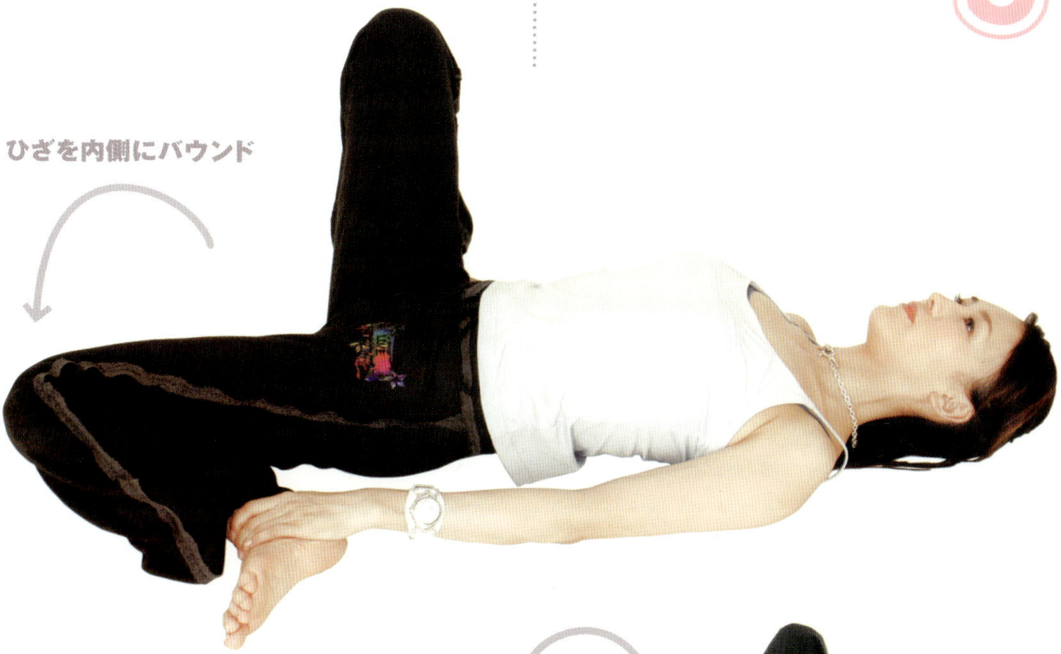

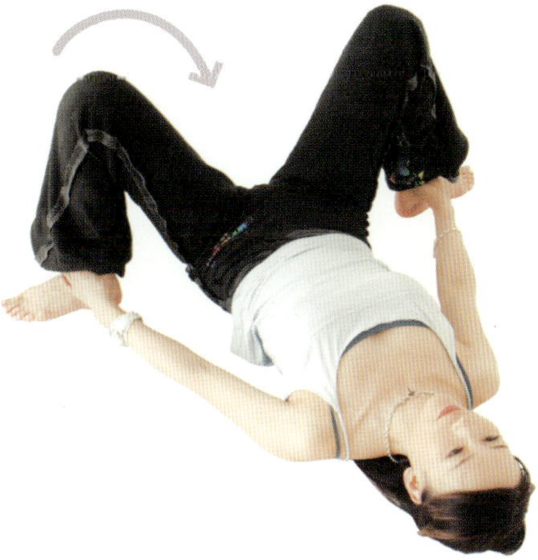

!Caution

骨盤を締める運動ですので、生理前の期間におこなうのは避けるようにしてください。

骨盤を矯正する STEP 3

ひき続き、骨盤を締めるエクササイズです。体の内部からリメイクするインスパイリングなら、女性の誰もが望む“理想の小尻”をつくることができます。

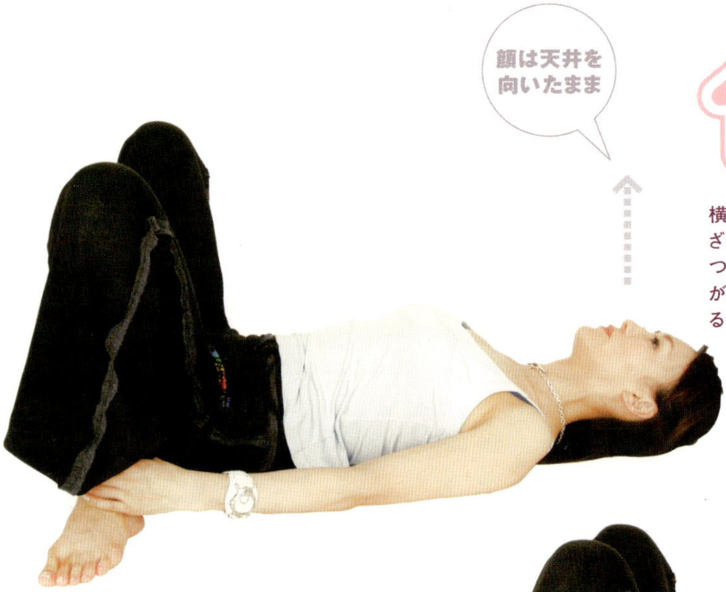

1

横になって両脚を軽く開き、ひざを立てたら、両手で両足首をつかみます。このとき、肩甲骨が床から浮かないよう気をつけるのがポイントです。

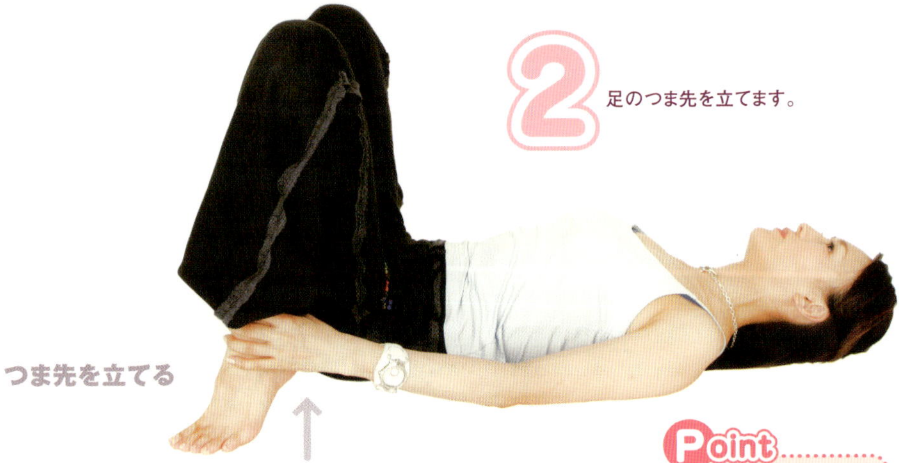

2

足のつま先を立てます。

Point
肩甲骨が床から浮かないよう、意識して！

Point
お尻をぐっと
上へもち上げる
イメージで！

3

そのままお尻をもち上げ、上に10回バウンドさせます。10回目に、息をはきながらお尻をさらにぐっと上げ、10秒間キープします。

10回バウンド
＋
10秒間キープ

お尻を上にバウンド

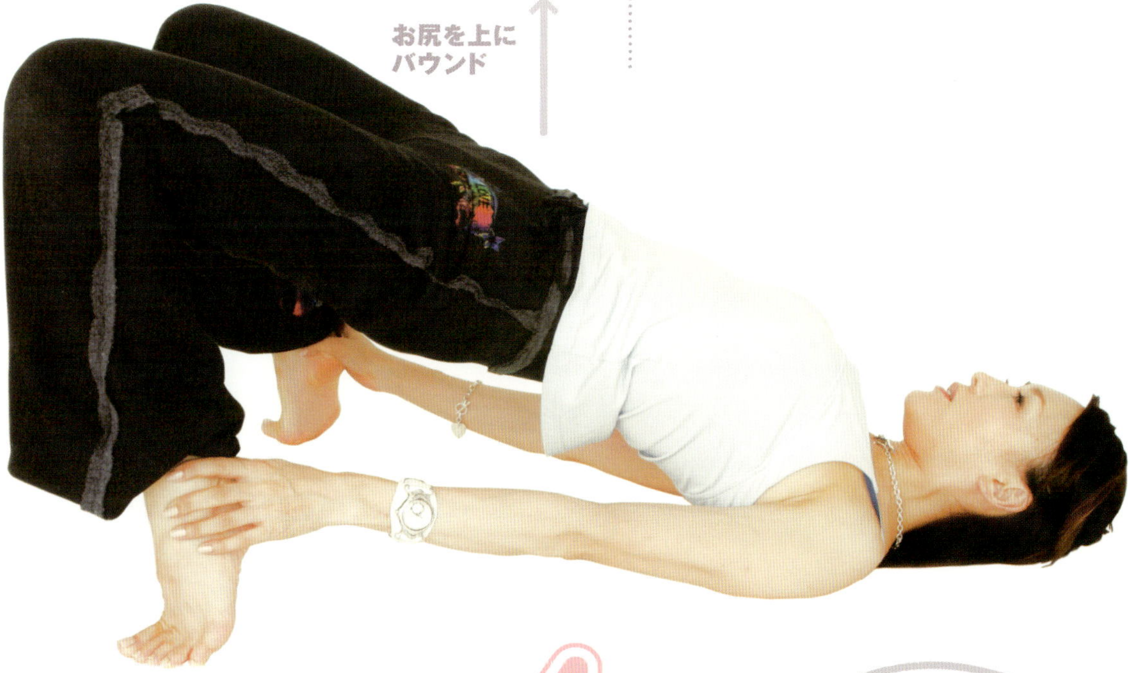

4

終わったら、両ひざをかかえて、ひざを胸のほうへ5～6回引きつけ、骨盤をゆるめます。“締める→ゆるめる”という一連の動作で、無理なく骨盤を矯正することができます。

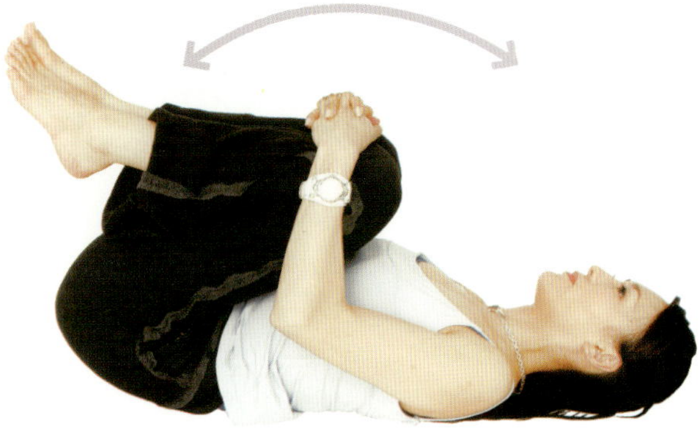

Micaco's VOICE 骨盤を締めて、ゆるめる――慣れてくると気持ちいいですよ

骨盤を矯正する STEP 4

骨盤の左右のゆがみを改善するエクササイズです。女性は男性にくらべて骨盤が開きやすくなっているため、左右のゆがみが生じがち。きちんと整えてあげることが、体全体のゆがみを直すうえでもたいせつになります。

1

横になってひざを立て、両足のかかとをぴったりくっつけます。

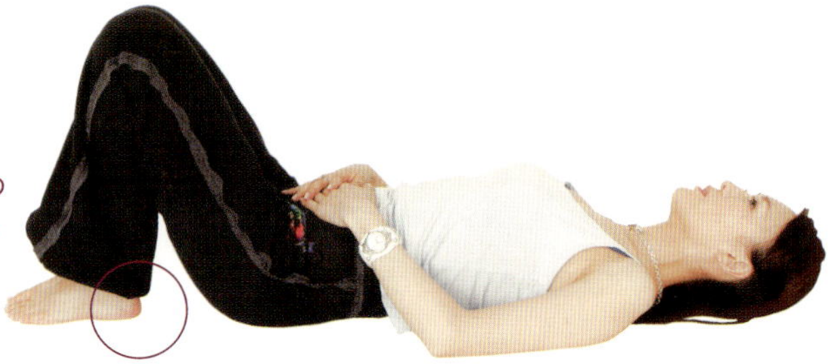

2

手はおへその下に置いて、左脚を真横に倒します。このとき、かかとはくっつけたまま、はなさないようにしてください。

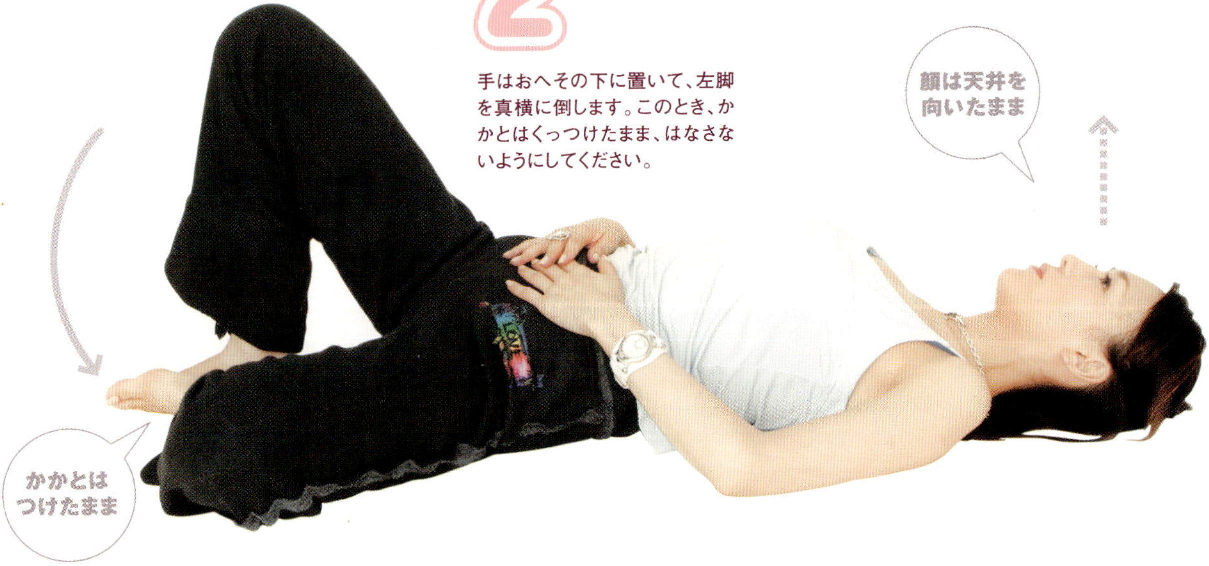

3

お尻を斜め45度（ひざを倒した側）にぐっともち上げ、上に10回バウンドさせます。10回目に、息をはきながらお尻をさらにぐっと上げ、10秒間キープします。

Point
お尻を斜め上へぐっともち上げるイメージで！

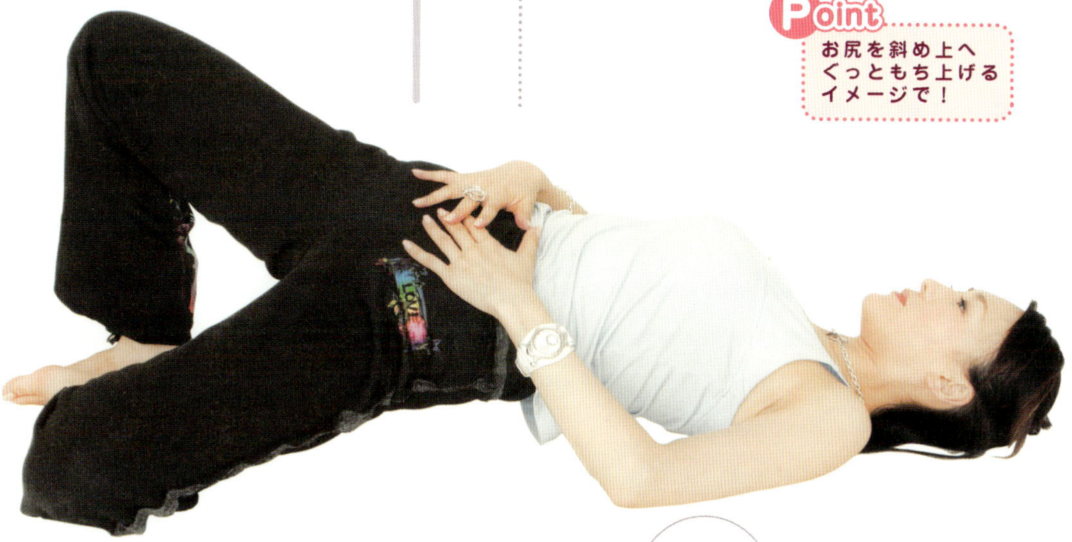
お尻を上にバウンド
10回バウンド
＋
10秒間キープ

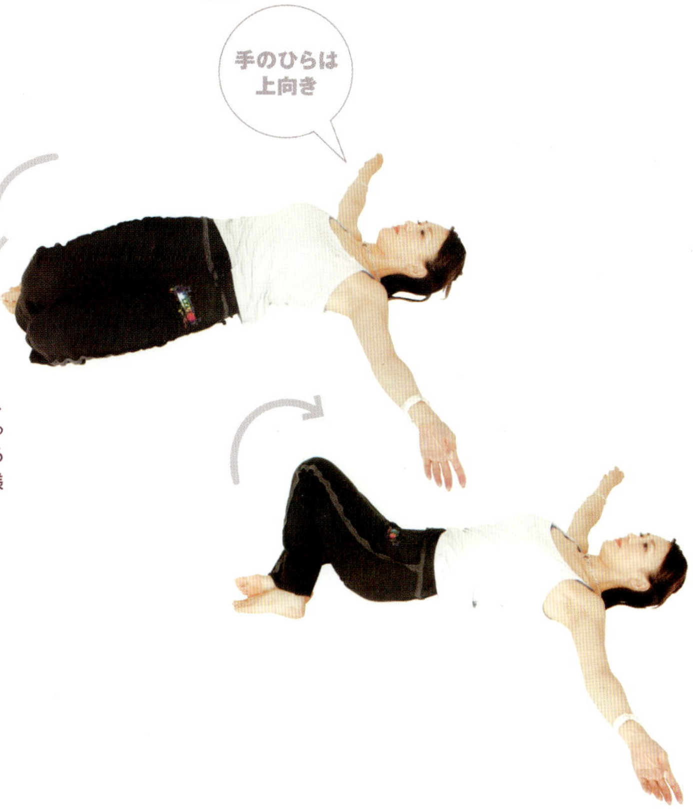
手のひらは上向き

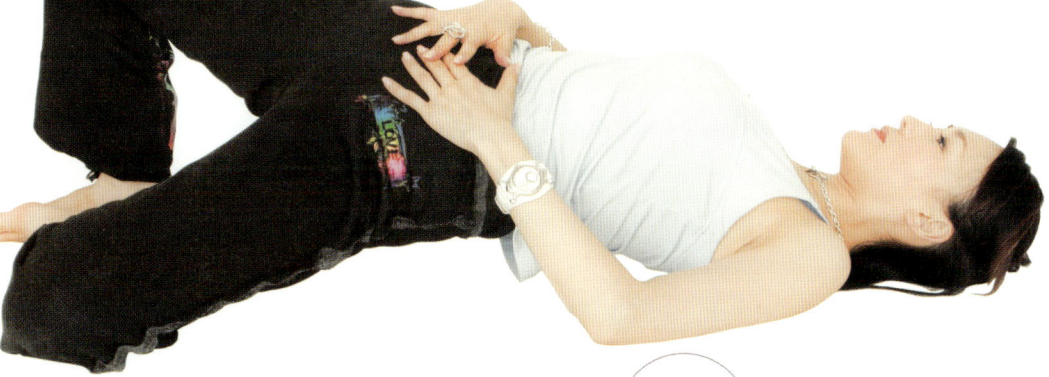

4

脚をそろえて両腕を真横に開き、ひざが床につくくらい、骨盤をゆっくり左右に5〜6回ゆすって、ゆるめます。終わったら、逆側も同様におこないます。

骨盤を矯正する STEP 5

骨盤のゆがみを改善するとともに、脚の深部筋を刺激するエクササイズです。
これにより、下半身全体のラインを美しくする効果があります。

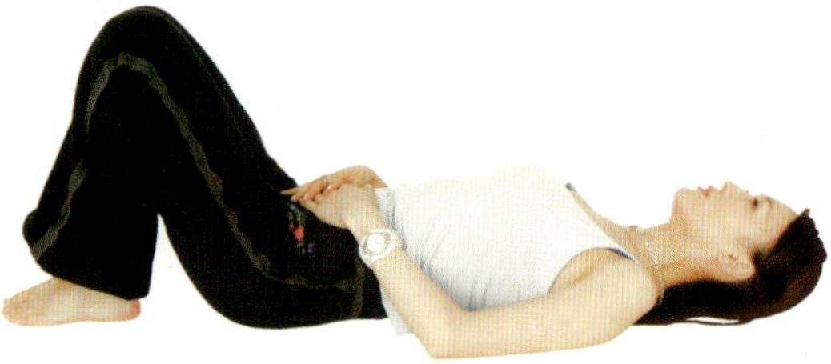

1 横になって両脚のひざを立てます。

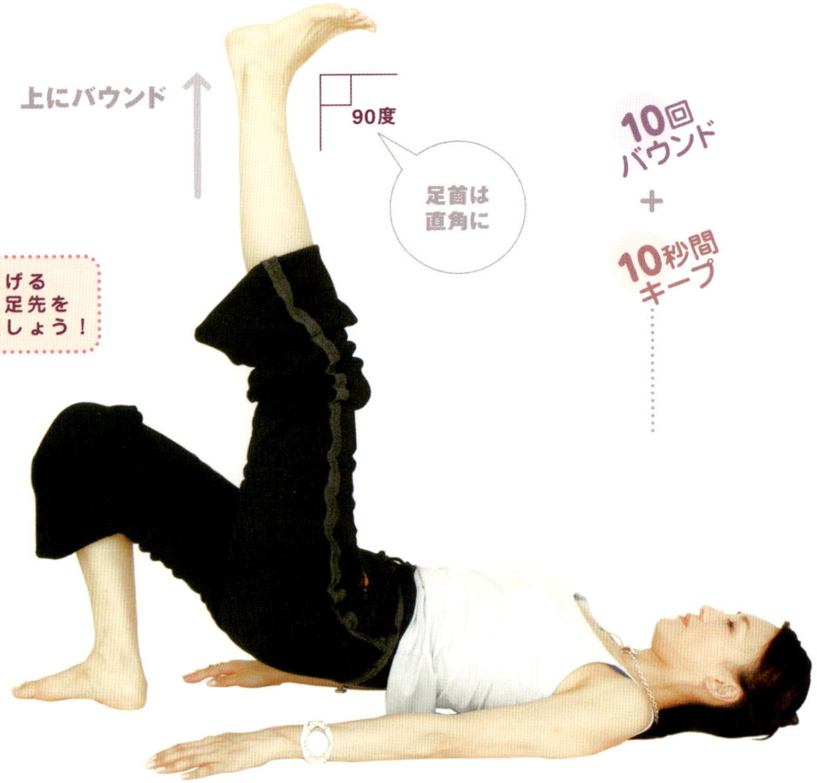

10回バウンド
＋
10秒間キープ

Point
かかとでけり上げるように、お尻～足先をバウンドさせましょう！

2 手は床に下ろし、お尻をぐっともち上げて左脚を上げます。足首は直角に、かかとで天井を押すイメージで、上に10回バウンドさせます。終わったら、そのまま10秒間キープします。

10秒間
キープ

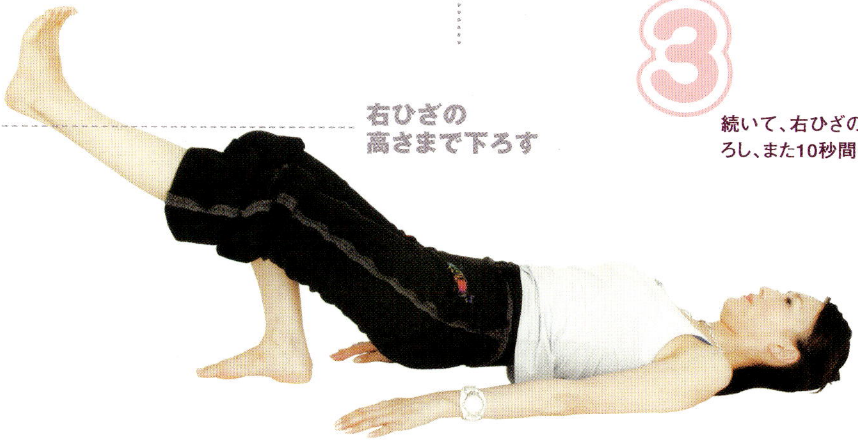

3

続いて、右ひざの高さまで脚を下ろし、また10秒間キープします。

10回
バウンド

4

最後に、かかとで床をたたく感じで、下に10回バウンドさせます。

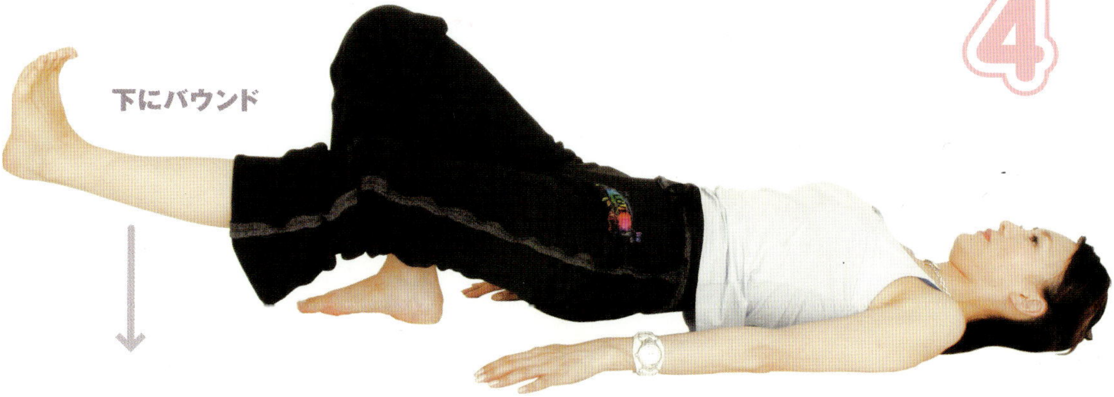

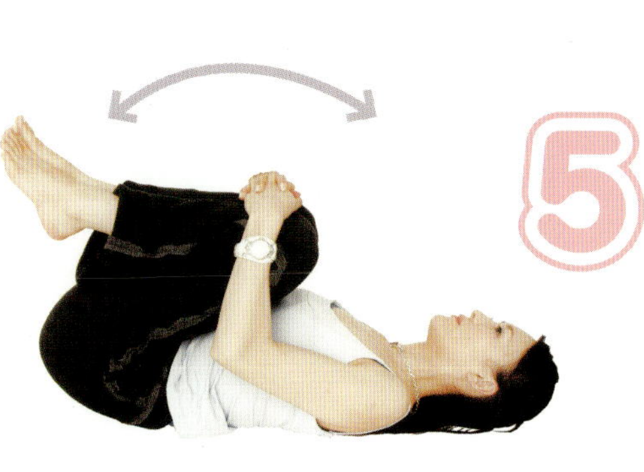

5

両ひざをかかえて、ひざを胸のほうへ5～6回引きつけ、骨盤をゆるめます。終わったら、右脚も同様におこないます。

骨盤を矯正する STEP 6

骨盤矯正の仕上げです。左右にしっかり動かして、骨盤を正しい位置に戻していきましょう。ここまでのエクササイズに、血流アップの動作（74～77ページ）を加えた“基本10分エクササイズ”を毎日続けるだけで、体には劇的な変化が訪れるはずです。

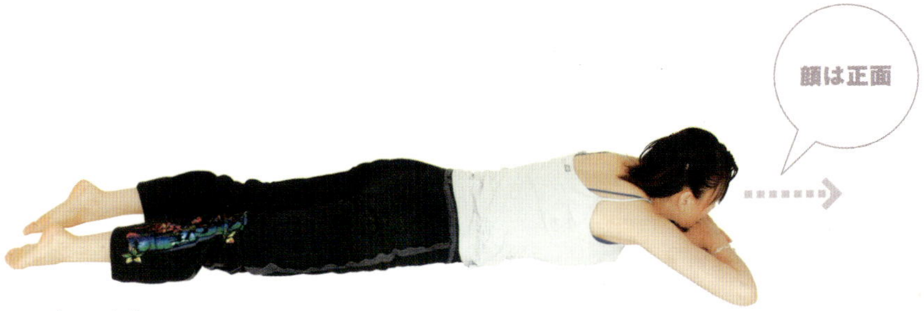

1

うつぶせになり、手のひらを重ねた上にあごをのせます。

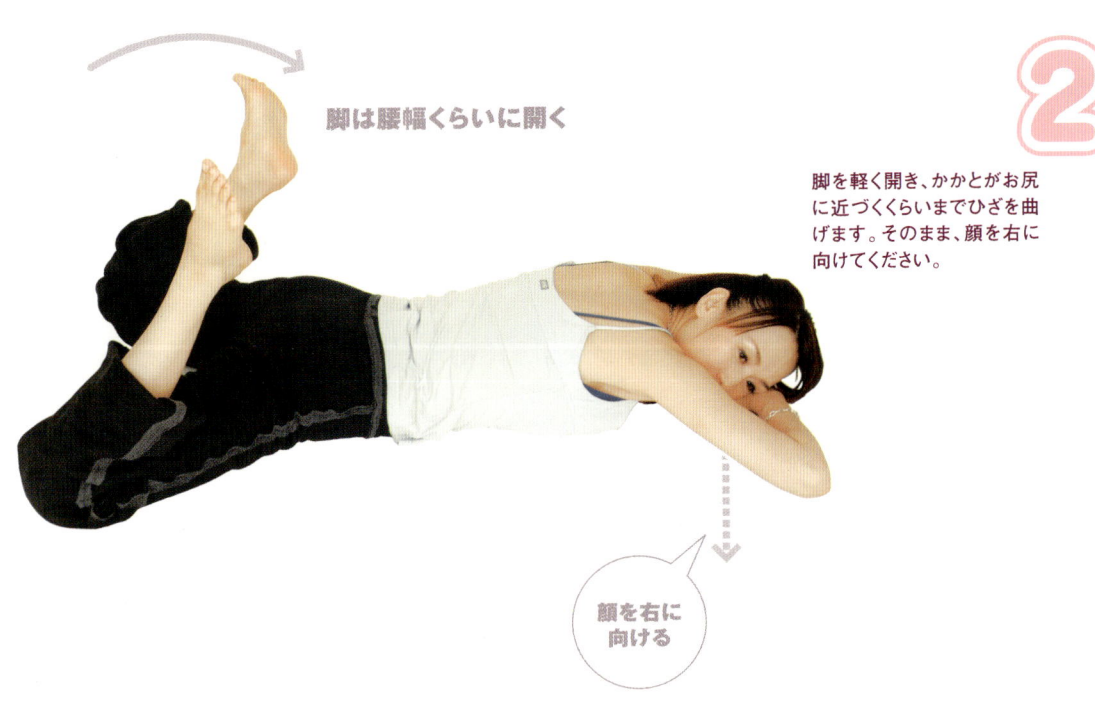

2

脚を軽く開き、かかとがお尻に近づくくらいまでひざを曲げます。そのまま、顔を右に向けてください。

3

左側に、脚を10回バウンドさせるように倒します。10回目に、脚を床に押しつけるようにし、お尻をもち上げ15秒間キープします。

10回
バウンド
＋
15秒間
キープ

倒した脚が床につくと◎

顔は
浮かない
ように

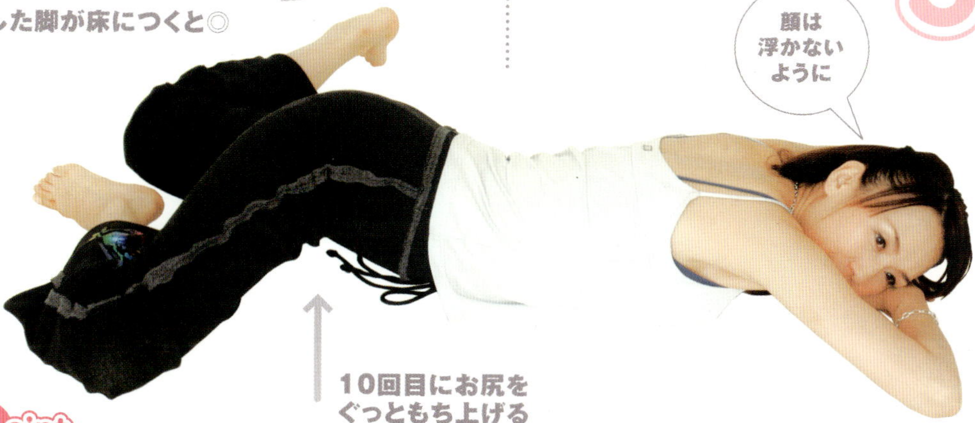

10回目にお尻を
ぐっともち上げる

Point
顔とは逆側に脚を倒し、
腰回りの筋肉を
しっかりのばそう！

4

脚を中央、顔も正面に戻し、骨盤をゆっくり左右に5〜6回ゆすって、ゆるめます。終わったら、逆側も同様におこないます。

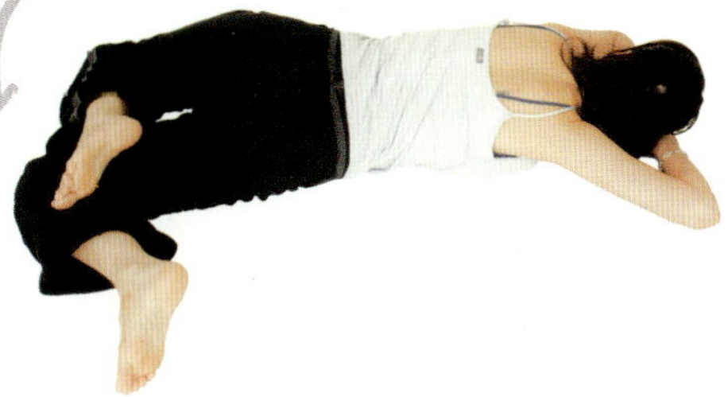

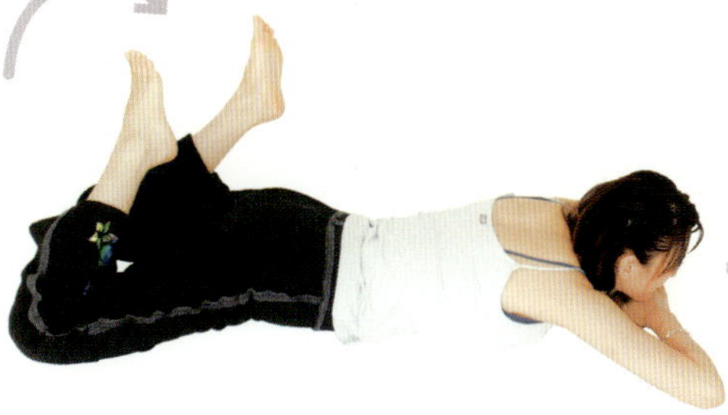

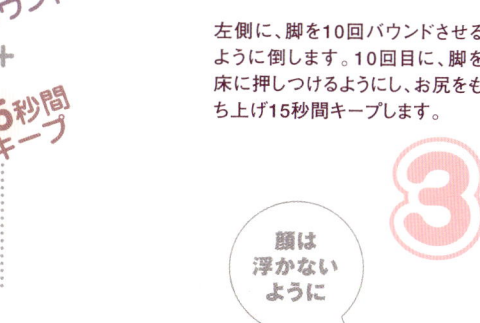

顔は正面

Micaco's VOICE
骨盤を動かすことで内臓も刺激、
便秘ぎみの人におすすめです

”正しく食べる“が ”やせる“につながる！

Column

毎日10分でも、続けてほしいインスパイリング・エクササイズ。
でも、じつはそれだけでは完璧とはいえません。
日常生活のちょとしたことに気をつければ、その効果はさらにアップ。
まずは、食事の正しい摂り方から……。

1

筋肉をつくり、代謝を高める良質のたんぱく質をしっかりと摂る

健康的で、失敗のないダイエットには、正しく食べて、しっかり体を動かすこと。食事の回数や量をやたらに減らすなどの方法は筋肉を細くし、一時的な体重減になっても、長い目で見れば代謝力を低下させ、やせにくい体質を招いてしまいます（リバウンドの原因の多くはこれ）。ここでは、毎日のインスパイリング・エクササイズの効果を120パーセント引き出す食生活の注意として、**①たんぱく質をしっかり摂る**、**②運動の直後に摂る**、**③朝は食べるより飲む**、の3点を押さえておいていただきたいと思います。

①についていえば、代謝の主役は体内でエネルギーを最も多く消費する部分、すなわち筋肉です。深部筋を刺激することで代謝を高めるインスパイリングでは、なおさらです。そして、そのたいせつな筋肉の材料は、たんぱく質以外にありません。すなわち、1日の総カロリー量をむやみに制限するのではなく、質を変えていくこと……糖質や脂肪を抑えぎみにし、高たんぱくの食材をできるだけ取るように心がけるといいでしょう。

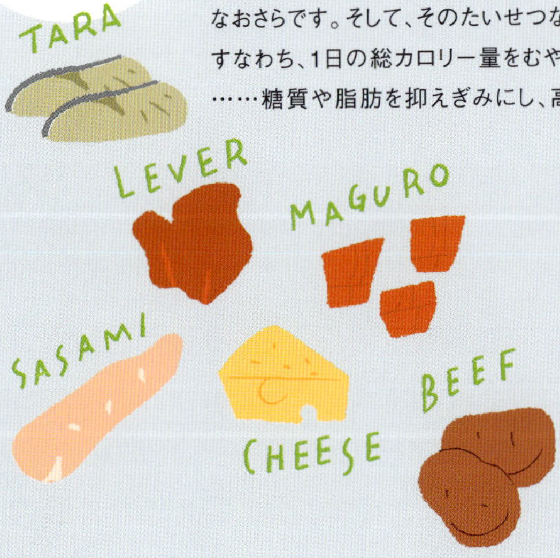
TARA
LEVER
MAGURO
SASAMI
CHEESE
BEEF

その場合、選ぶのは体に吸収されやすく、筋肉や肌の材料になりやすい、必須アミノ酸のバランスのよいものを。具体的には、卵や乳製品、脂肪分の少ない肉や魚、大豆製品がおすすめです。今日からは、鶏肉ならもも肉よりもささ身や胸肉、マグロならトロより赤身を選び、レバー類や白身の魚を献立に採り入れるようにしてください。

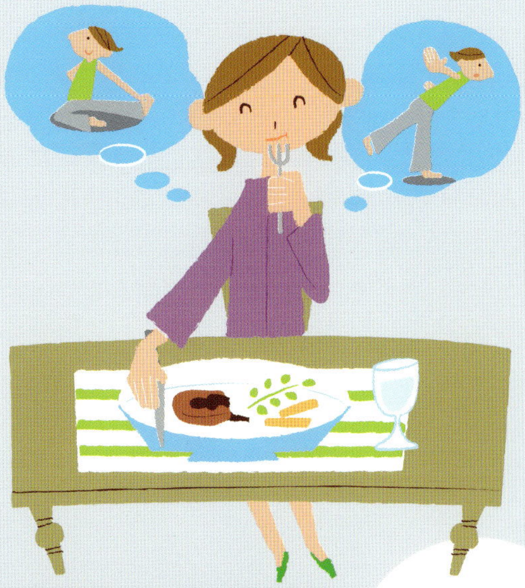

続いて②の、食事のタイミングです。運動の直後がおすすめなのは、それが運動によって傷んだ筋肉の修復期と重なるからで、破壊された筋肉の細胞は、補給されたたんぱく質を材料に効率よく生まれ変わってくれます。朝食前や夕食前のひととき、エクササイズで汗を流して、しっかり食事。私もレッスンの後は、大好きなお肉を食べるのを楽しみにしています。

とはいえ、糖質などの吸収もよくなっているので、ごほうびのケーキなどは極力ガマンするように。食事前にエクササイズをおこなう場合は、極端な空腹でおこなわないよう、市販のエネルギーバーなどで糖質を適量おぎなっておくことも必要です。

エクササイズの後は
食事でたんぱく質
を補給し、
筋肉を修復

2

最後にポイントの③ですが、初めに書いたとおり、無理なダイエットで朝は何もおなかに入れない、というのは感心しません。ただ、最近は消化器系のお医者さんの間でも「朝は食べるより、飲む」という食事法が注目の的。じつは、午前中というのは排泄機能が働く時間帯のため、しっかり食べてしまうと消化機能に負担がかかり、排泄がうまくいかず便秘ぎみになるというのです。これを知ってからは、私自身も実践、生徒さんにもすすめて、その効果を実感しています。

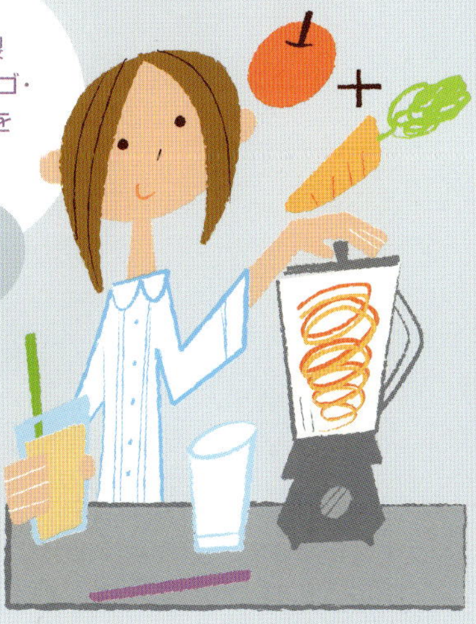

Micaco特製
"ニンジン・リンゴ・
スムージー"を
お試しあれ!

3

私の場合、朝はニンジンをまるごと1本、リンゴを半分〜1個といっしょに、あらくミキサーにかけたものを飲むようにしています。場合により、これにプルーンを加えて鉄分をおぎなったり、ヨーグルトでたんぱく質やカルシウムを補強するなど、体調に合わせていろいろ工夫できるのもうれしいところ。やさしい刺激で胃が動き出せば、体はしっかり目覚めて活動＝代謝モードに入るはずです。ぜひお試しください。

デトックス STEP 1

インスパイリングの基礎をしっかりやったあとは、お尻・おなか・脚……と気になる部位別に、美しい体をつくるエクササイズをやっていきましょう。まずは、その準備として代謝力をアップし、エクササイズの効果を高めるため、足の裏から体内の毒素をぬいていきます。

座ったまま、左足の裏の土踏まずを両手の親指で押します。

1

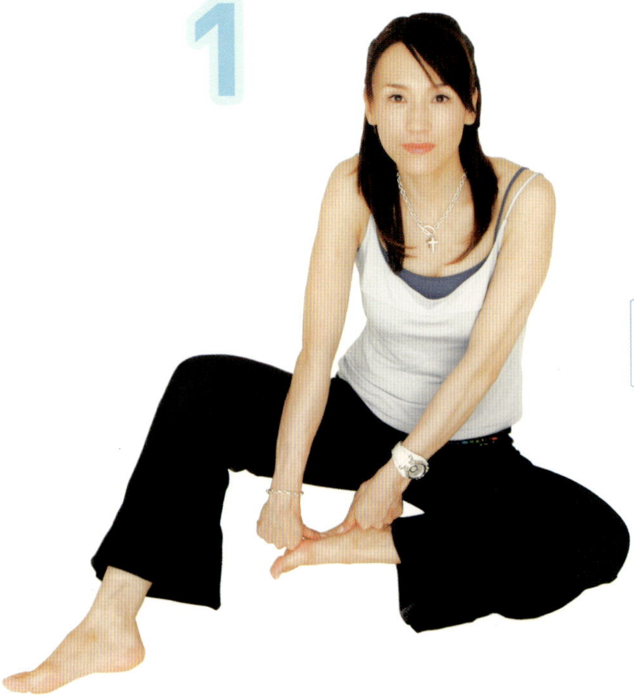

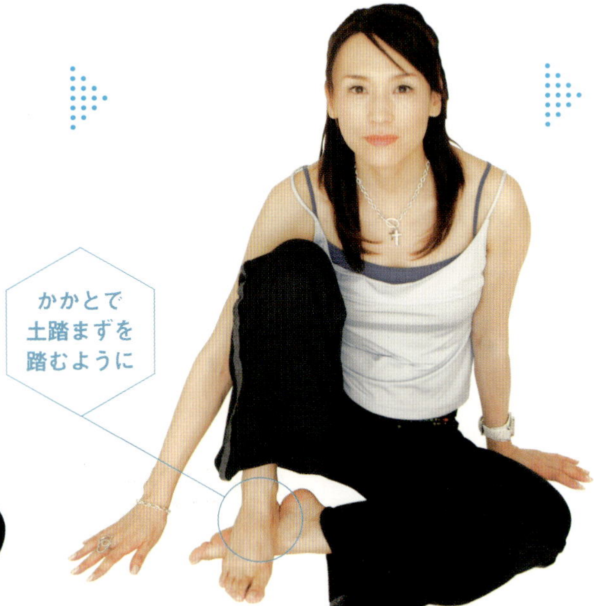

右足のかかとを、左足の土踏まずを踏むようにのせてください。

2

デトックスがなぜいいの?

私たちの体内には、食べ物をエネルギーに変えた残りかすや、いらなくなった古い細胞など、さまざまな老廃物(毒素)がたまっています。この毒素がスムーズに排出されないと体全体の代謝も悪く、むくんだり、運動をしてもなかなかすっきりやせません。デトックスとは、これを上手に排出することでやせやすい体をつくるという意味で、ここでは特にたまりやすい下半身を中心としたエクササイズにより、足の裏からしっかり毒素をぬいていきます。

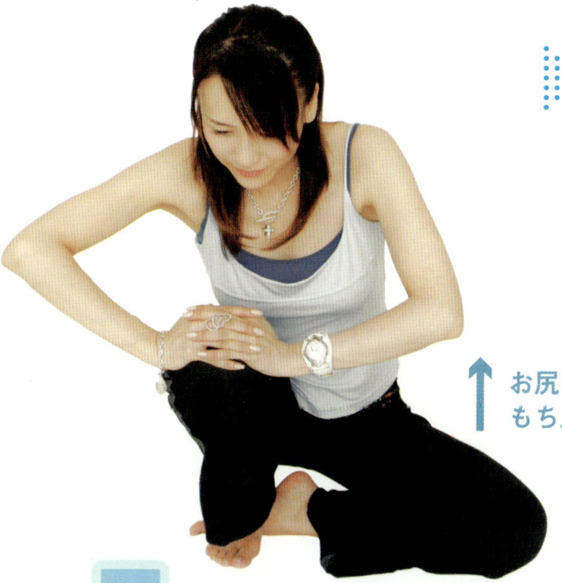
体重かけるように
お尻を
もち上げる

3

お尻をぐっともち上げ、両手を右ひざに置きます。

4

そのままの状態で、右ひざを左右に5回ゆすります。このとき、左足の土踏まずが痛いと感じる人は毒素がたまっている証拠。夜寝る前にこのエクササイズをすると、次の日にむくみが残りにくくなります。

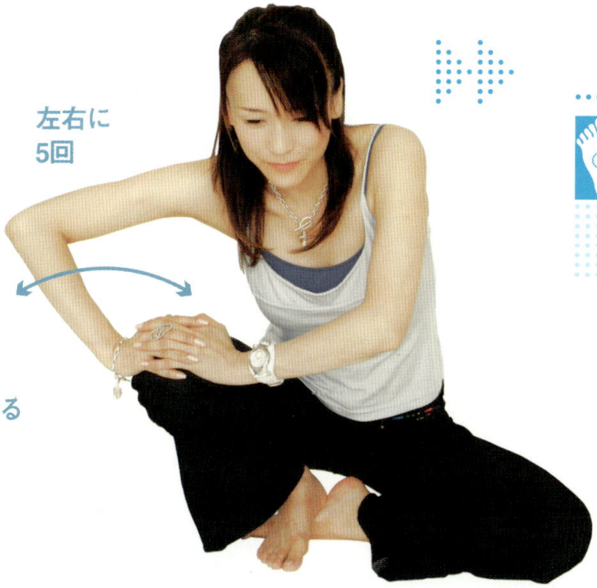
左右に
5回

Point
土踏まずに意識を
集中するように!

デトックス STEP 1

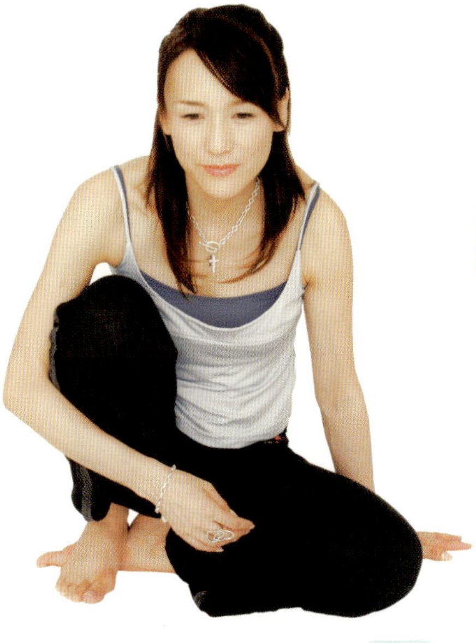

5

左手を体の横につきます。右手で、立てたひざごと、左脚をかかえます。

6

そのまま息をはきながら、かかえた左脚を胸のほうに引きつけていきます。

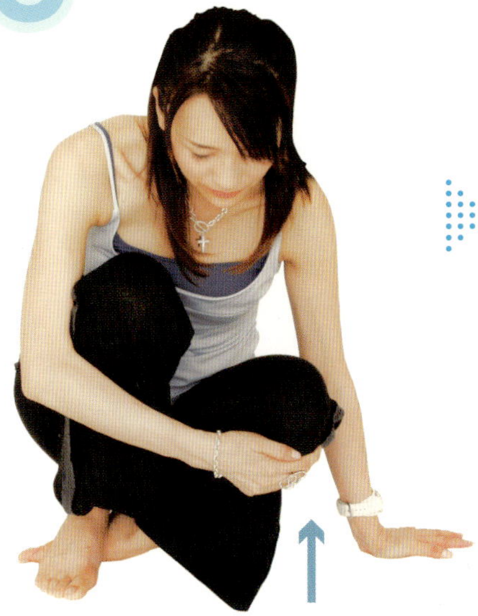

かかえるように
引きつける

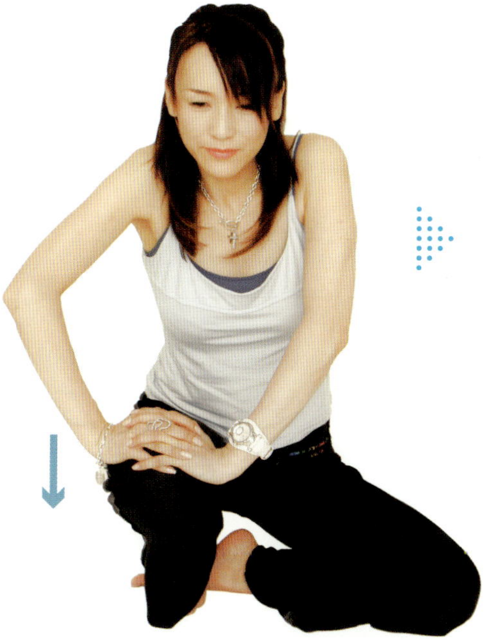

7

かかえた左脚をゆっくりはなしたら、右ひざを両手でぐっと下に押し、アキレス腱を伸ばします。

8

続いて、右手を体の後ろにつき、左手を右脚の外側につきます。そのまま、おなかから息をはきながら体をひねってください。

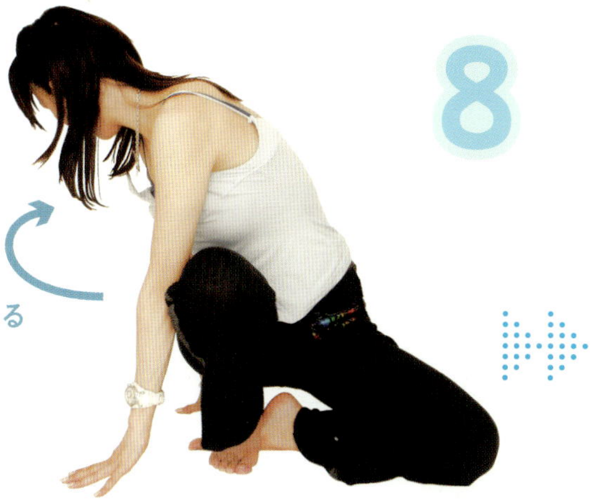

Point
おなかから
息をはいて、
ぐっとへこませる
ようにしよう！

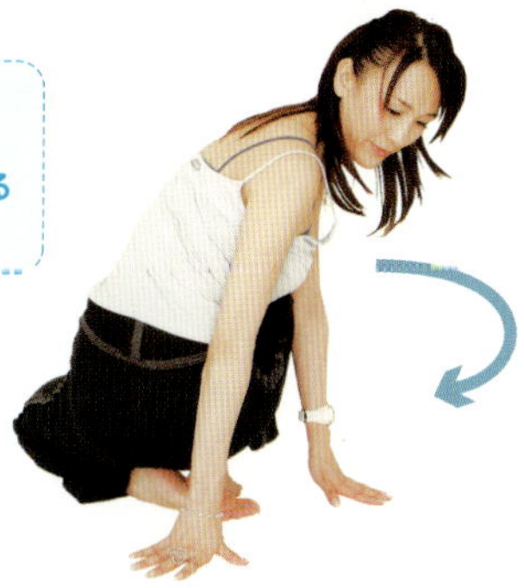

Micaco's VOICE
一つ一つの動作をゆっくり、
しっかりやることで、より効果がアップ！

デトックス STEP 1

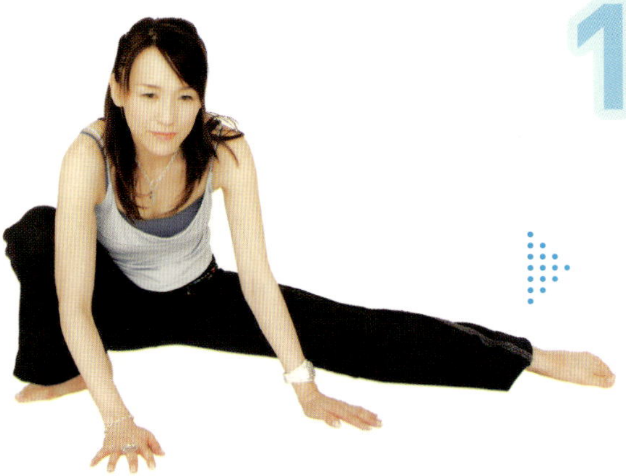

9

そのまま、左脚を外に広げます。右足のかかとをお尻につけるようにして腰を浮かし、両手を前につきます。

10

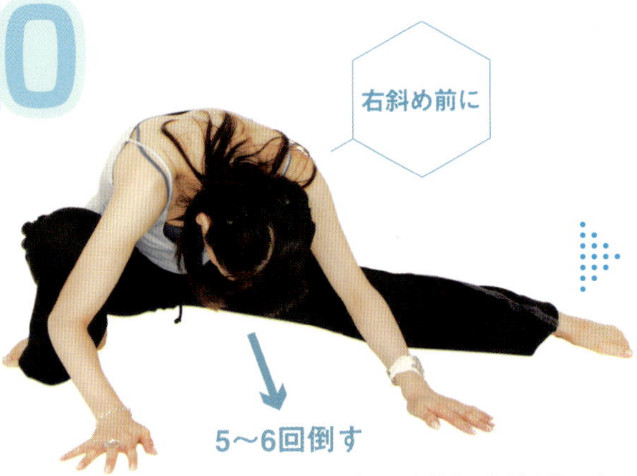

そのまま体を、右斜め前にぐっぐっと5〜6回倒します。

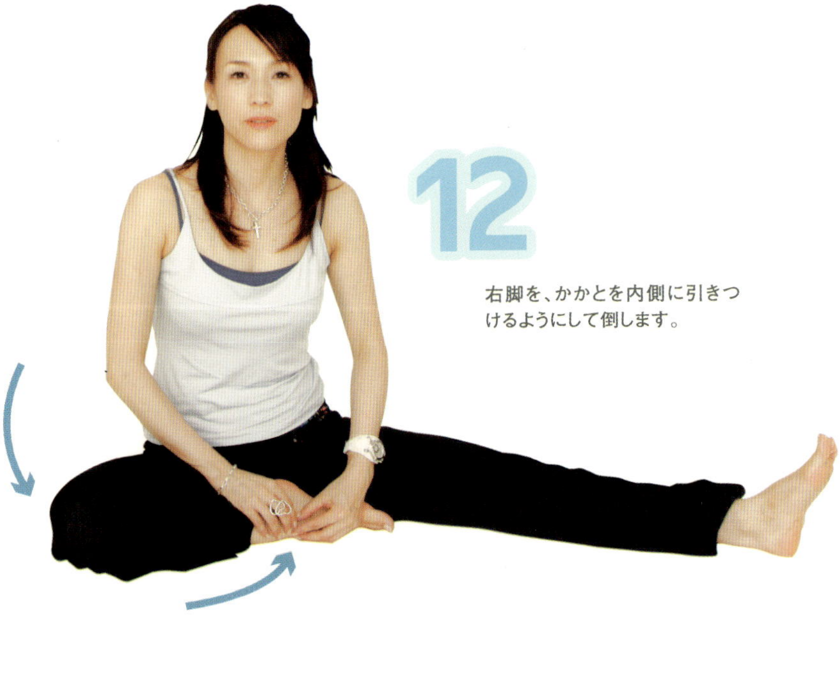

12

右脚を、かかとを内側に引きつけるようにして倒します。

11

そのままお尻を床に下ろしてください。

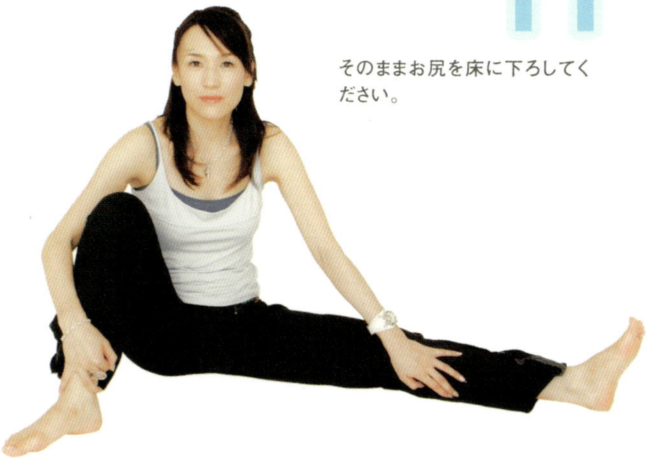

13

右手を股関節に当て、左手を体の後ろについたら、そのまま息をはきながら体をひねってください。

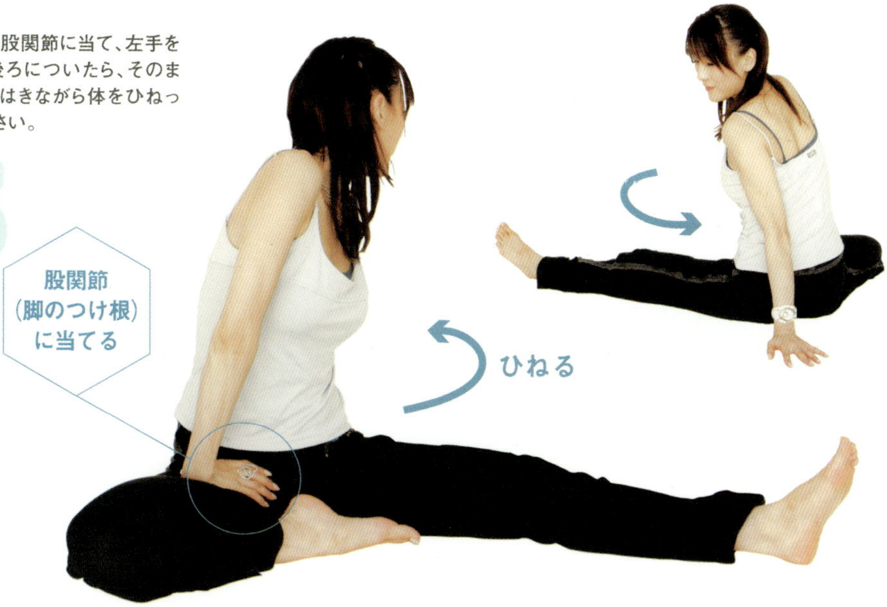
股関節
（脚のつけ根）
に当てる
ひねる

Point
左の足先は、
外側に向ける！

デトックス STEP 2

ひき続き、デトックスのエクササイズです。このステップでは柔軟運動の要素もプラス、デトックスとともに体全体をしっかりほぐす効果が期待できます。

1

Step1の13の状態から、左手で左足の親指をつかみます。

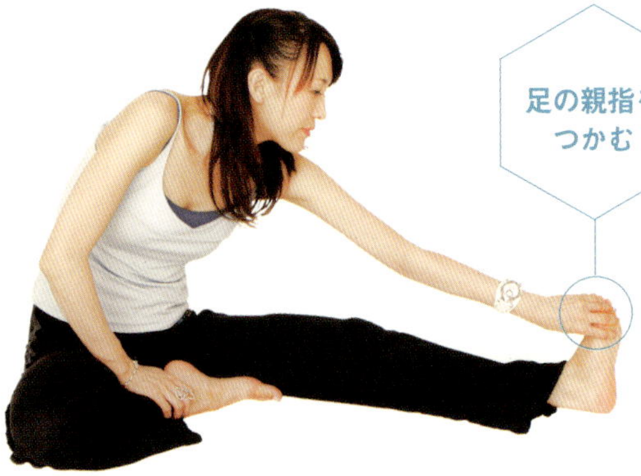

足の親指をつかむ

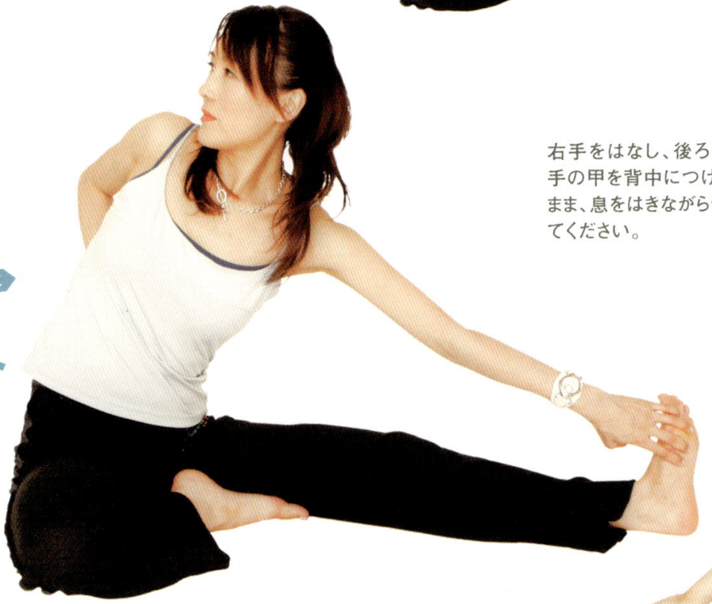

ひねる

右手をはなし、後ろにまわして手の甲を背中につけます。そのまま、息をはきながら体をひねってください。

4

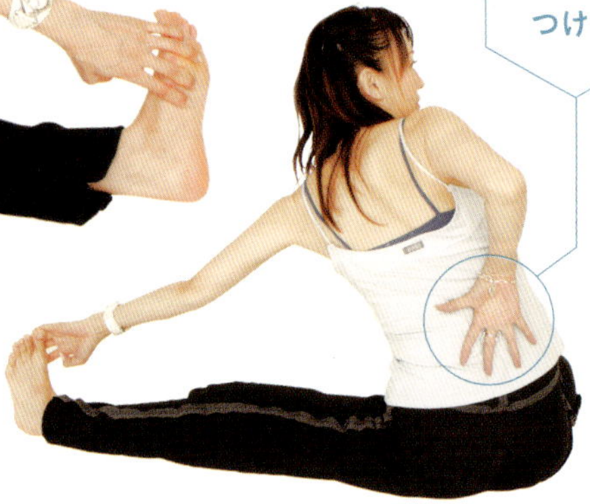

手の甲をつける

2

そのまま、右手で左足の小指をつかみます。こうすることで、腕から背中、わき腹の筋肉をしっかりと伸ばせます。

足の小指をつかむ

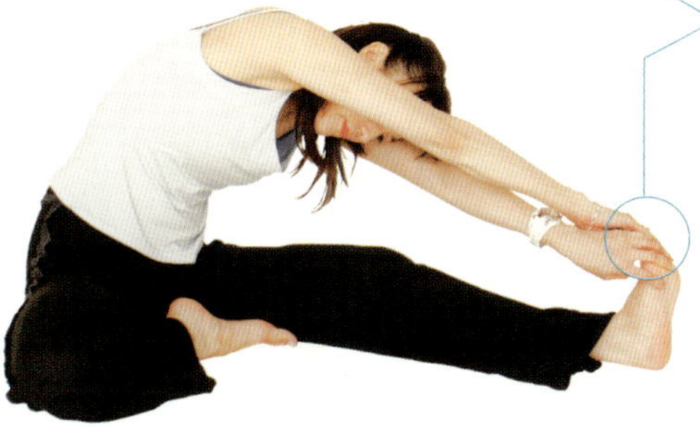

3

そのまま、胸をつけるように体を5〜6回倒します。

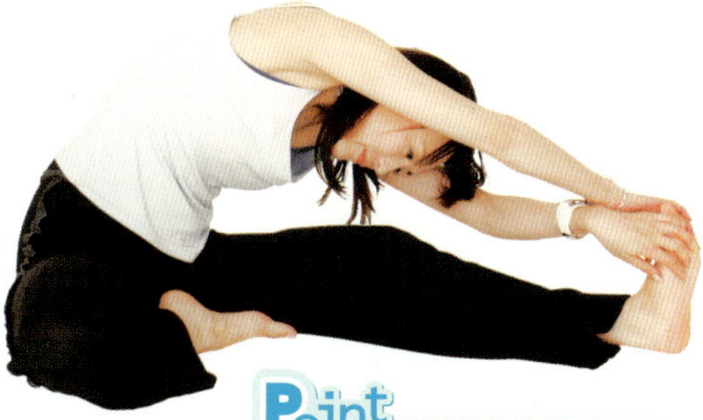

Point
胸をつけるイメージで、しっかり背中とわき腹を伸ばそう！

5

そのまま、左手もはなし、右ひざに置いたら、今度は腰からぐっと体をひねってください。

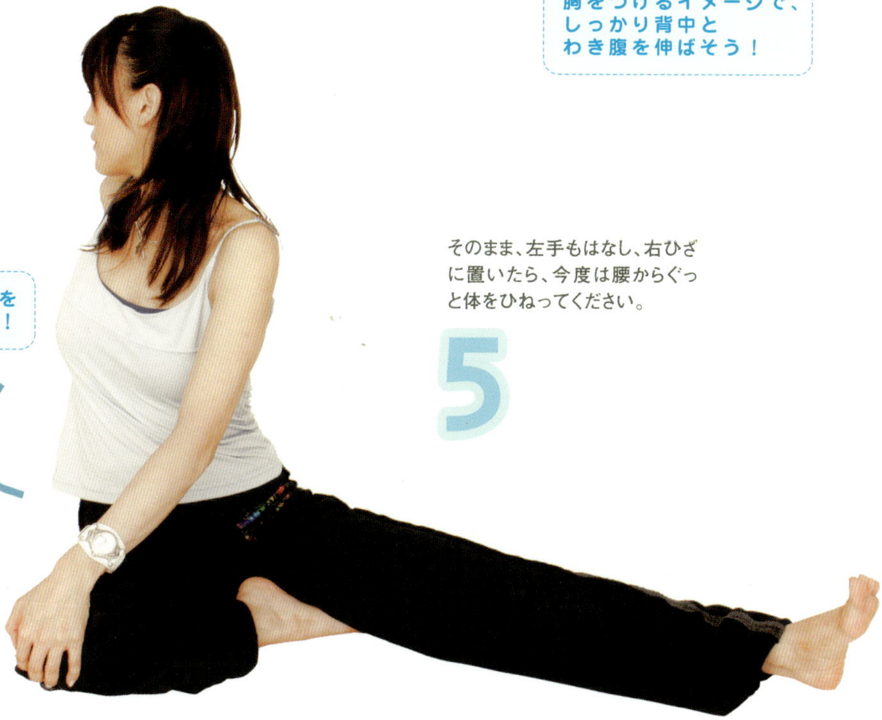

Point
腰から、上半身全体をぐっとひねるように！

ひねる

デトックス STEP 3

ひき続き、デトックスのエクササイズです。体内にたまった毒素をしぼり出すイメージでおこなってください。すべての動作が終わったところで、逆側でもStep1からStep3を同じようにくりかえします。

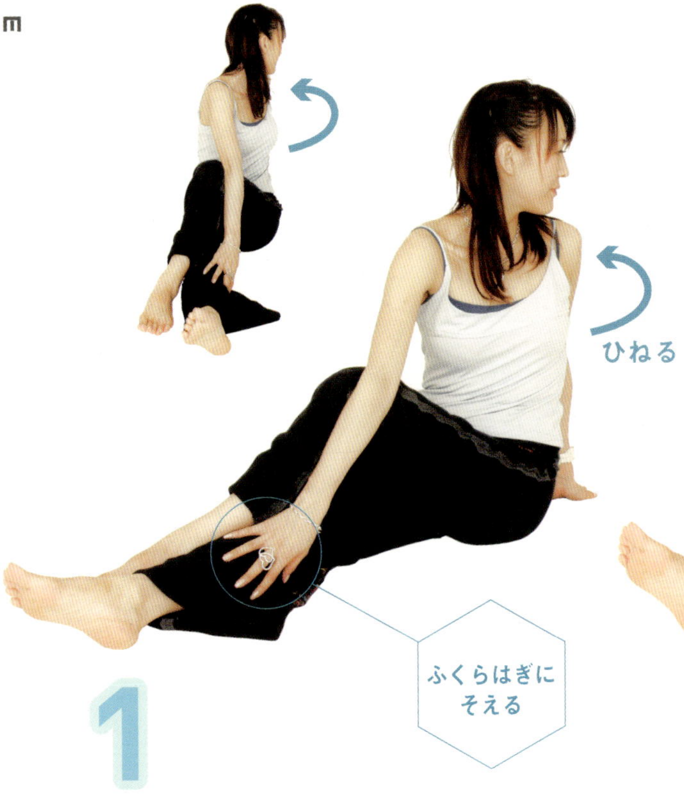

1

座ったまま脚を前に伸ばし、左ひざを軽く立てるようにして右脚と交叉させます。右手を、右脚のふくらはぎにそえたら、左手を後ろにつきます。そのまま、息をはきながら体をひねってください。

Point
伸ばしたひざが
曲がらないように、
しっかり胸をはって！

2

ゆっくりと戻したら、今度は左手を、右脚の外側に、右手を後ろにつきます。そのまま、息をはきながら体をひねってください。

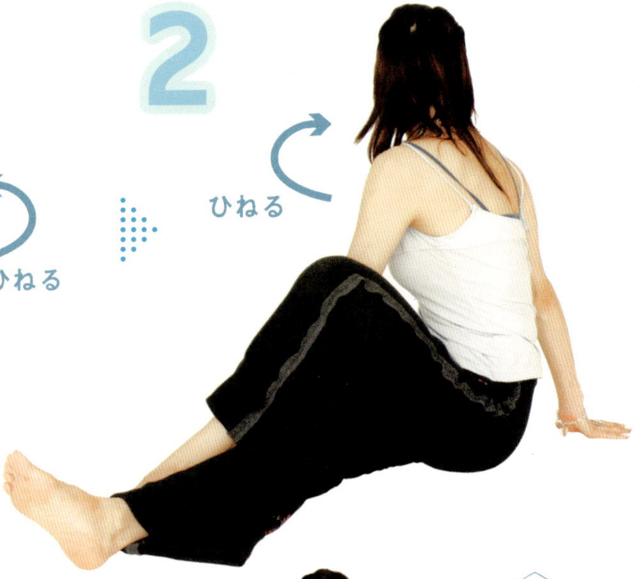

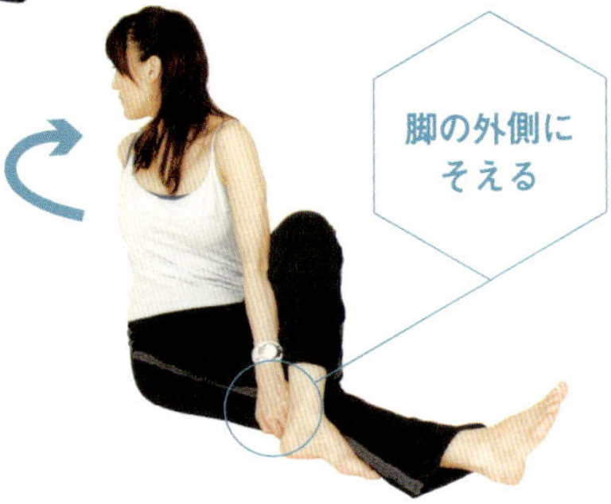

3

ゆっくりと戻したら、もう一度、右手を両脚の間にはさむようにそえ、左手を後ろにつきます。そのまま、息をはきながら体をひねってください。

Point
後ろにつく手が前にずれないよう、きつくてもがんばって！

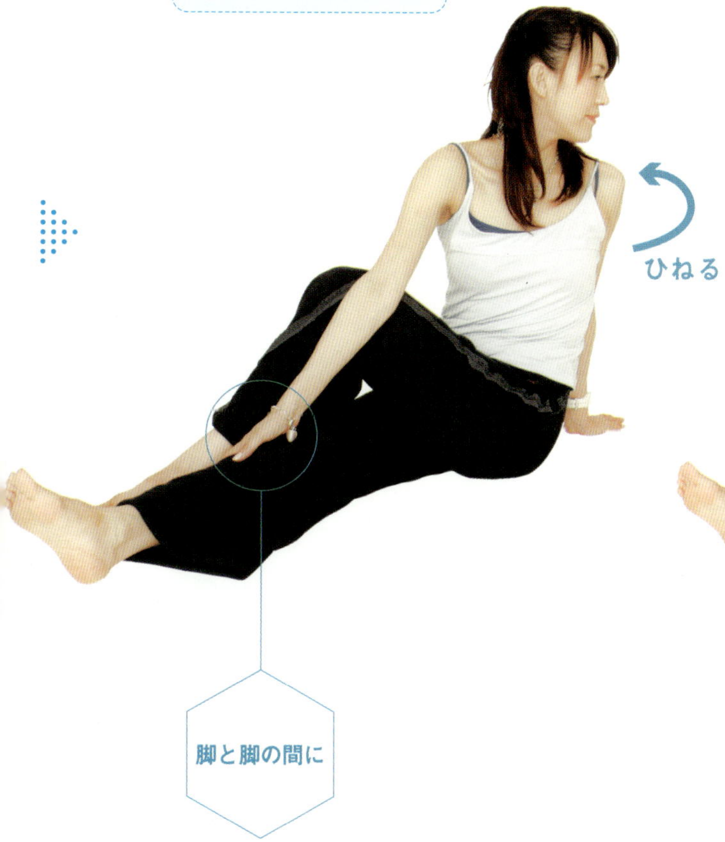

4

ゆっくりと戻したら、最後にもう一度**2**の動作をおこないます。終わったら、逆側でも**Step1**から**Step3**を同様にくりかえします。

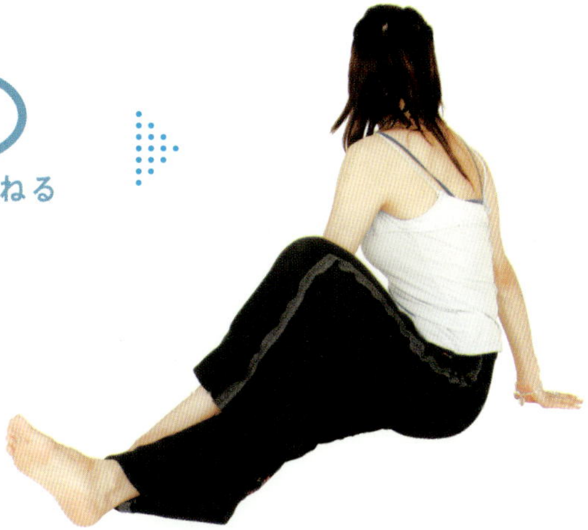

Micaco's VOICE
週1回のデトックスで、
インスパイリングの効果もアップしますよ

INSPIRING EXERCISE

美脚 STEP 1

女性なら誰もが欲しい“理想の脚”を手に入れましょう。理想の脚とは、立ったときに①内もも②ひざ③ひざ―くるぶしの間④くるぶしの4点がついて、あとはほどよくあいている状態のこと。深部筋を刺激するインスパイリングなら、表面に筋肉がついて太くなることもなく、しっかりと美しいラインがつくれます。

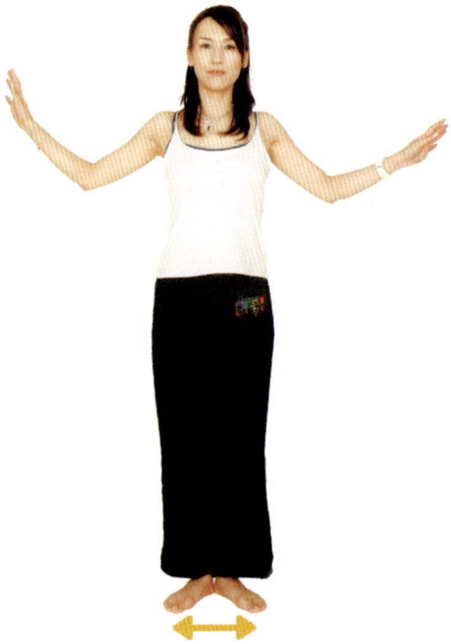

1 にぎりこぶし2つ分くらい

かかとをしっかりつけ、つま先はにぎりこぶし2つ分くらいあけて立ちます。

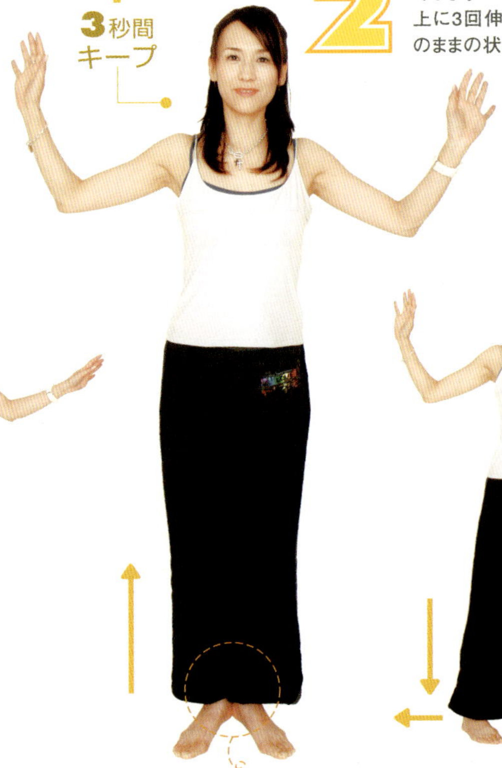

2 上に3回＋3秒間キープ

そのまま、つま先立ちでかかとを上に上げます。このとき、かかとが開くとももの外側に筋肉がついて太くなってしまうので、しっかりつけましょう。上に3回伸び上がったら、3回目はそのままの状態で3秒間キープします。

かかとはつけたまま

point

高さよりも、かかとをしっかりつけることを意識して！

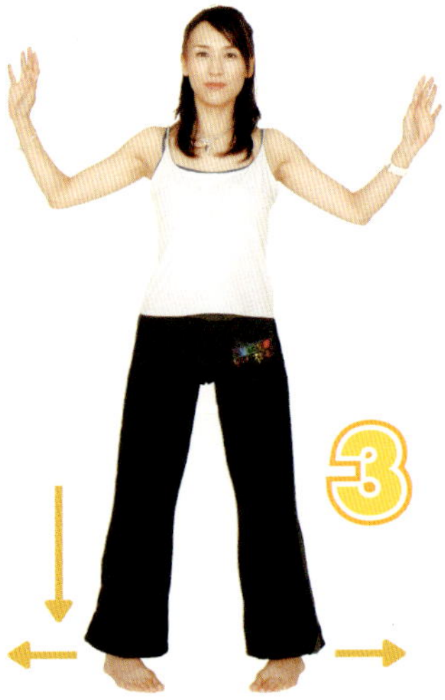

3

下ろしたら、かかとを思いきり外へ開きます。

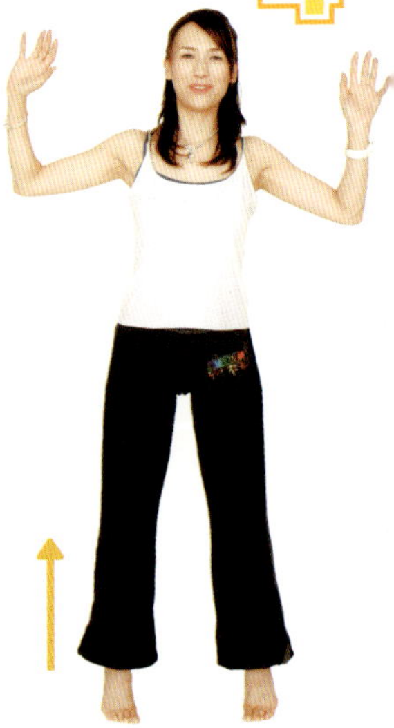

4 上に3回＋3秒間キープ

つま先立ちでかかとを上に、3回伸び上がったら、3秒間キープします。

内側に
3回

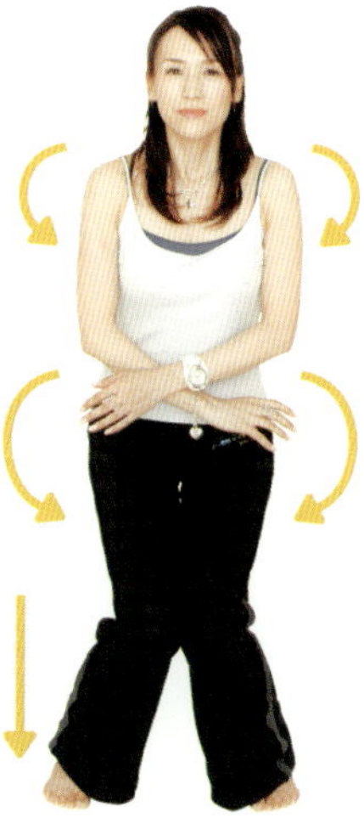

5

下ろしたら、足の位置はそのままに、今度は太ももを内側へ締めていきます。手の動きと合わせて3回、「内へ、内へ」と意識して締めるようにしてください。

6

そこから今度は、つま先を思いきり外へ開きます。

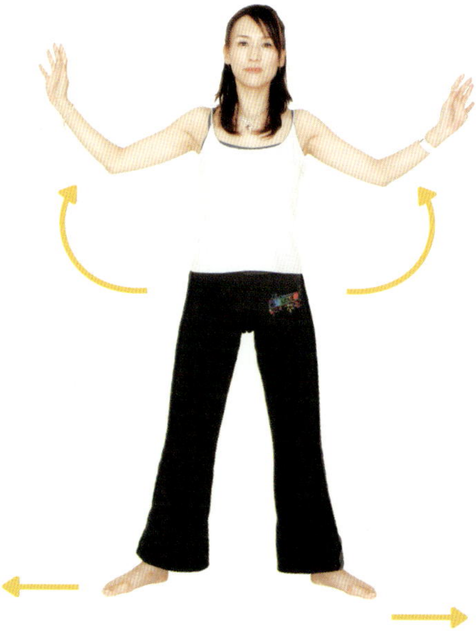

上に
3回
+
3秒間
キープ

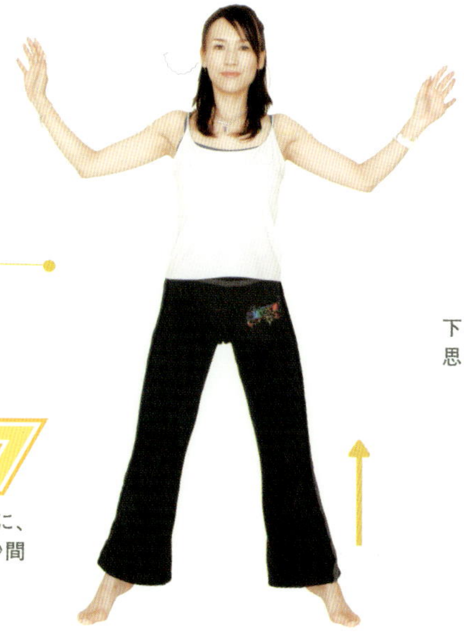

7

つま先立ちでかかとを上に、3回伸び上がったら、3秒間キープします。

8

下ろしたら、また、かかとを思いきり外へ開きます。

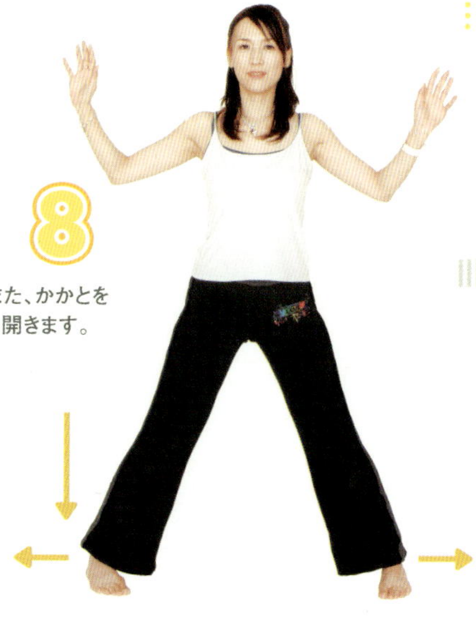

美脚 STEP 1

9

上に
3回
+
3秒間
キープ

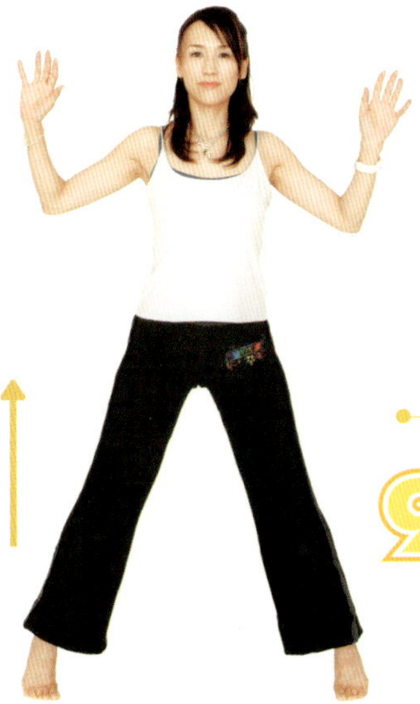

つま先立ちでかかとを上に、3回伸び上がったら、3秒間キープします。

10

内側に
3回

point
脚が開いても、内側への意識を忘れずに！

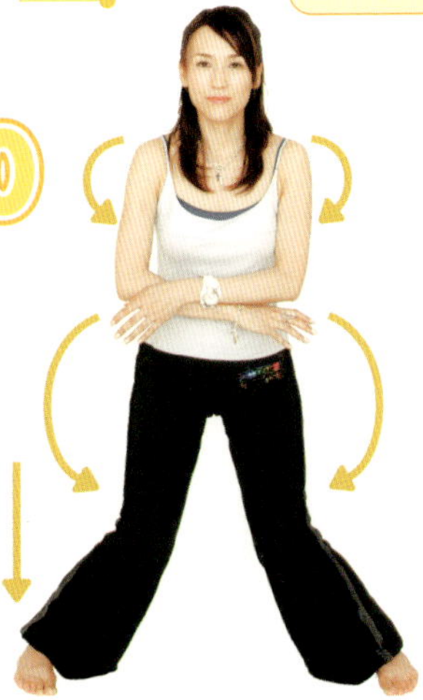

下ろしたら、足の位置はそのままに、手の動きと合わせて太ももを内側へ3回締めます。

13

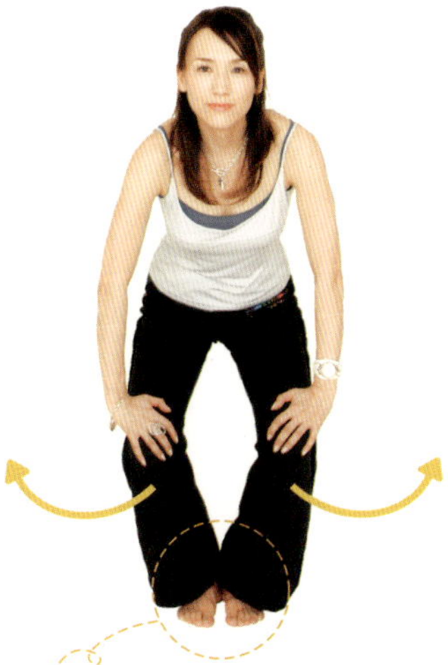

つま先つける

下ろしたら、つま先→かかと→つま先→かかとの順に、開いた脚をせばめます。つま先がついた状態で足がそろったら、手をひざにそえて1回ひざを開きます。

14

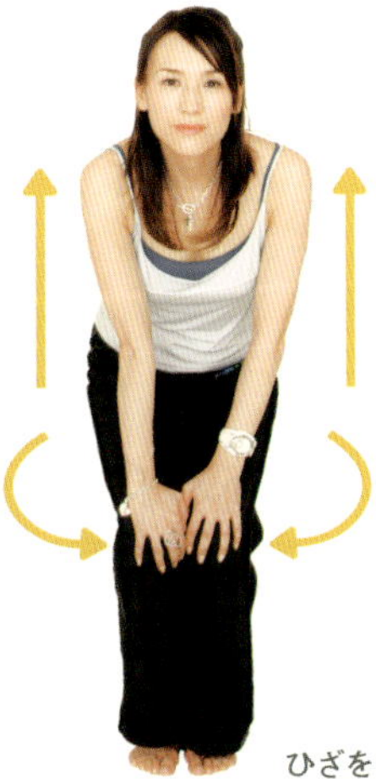

ひざを閉じ、そのまま脚の前面の肉を後ろ側にもっていくイメージで、ぐーっと体を起こしていきます。

なぜ乳酸をとばすの？

乳酸とは、運動により体内のグリコーゲンやブドウ糖が使われることで生まれる“疲労物質”です。これが蓄積すると筋肉が酸性になって、筋肉痛を起こしたり、疲れがぬけないなど、体によくない影響をおよぼします。エクササイズの節目には、使った筋肉をゆるめて、たまった乳酸をとばすようにしましょう。

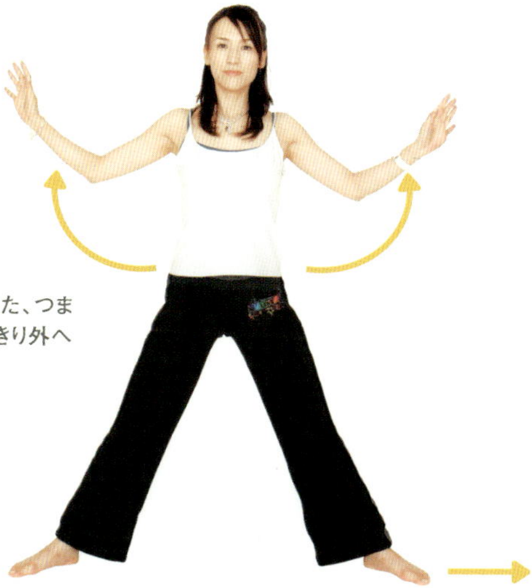

11

そこからまた、つま先を思いきり外へ開きます。

12

つま先立ちでかかとを上に、3回伸び上がったら、3秒間キープします。

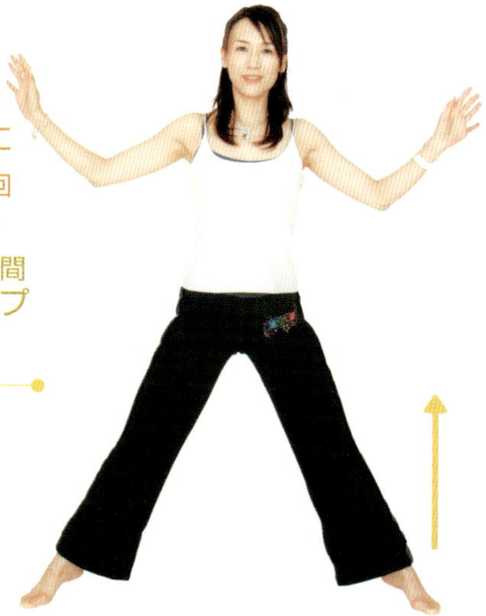
上に
3回
+
3秒間
キープ

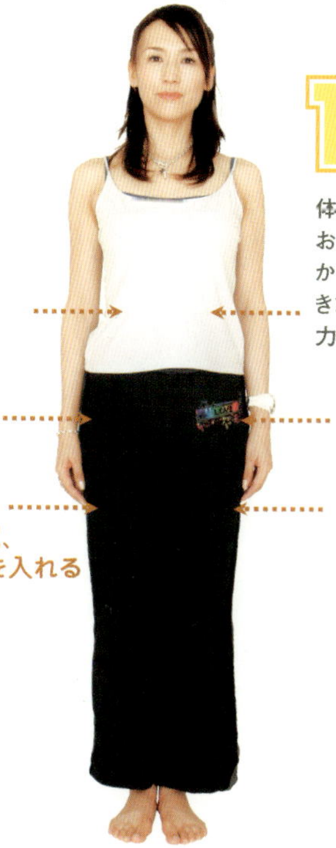
おなか、お尻、
内ももに力を入れる

15

体をまっすぐに起こしたら、おなかとお尻、内ももにしっかりと力を入れ、息を5回はきます。最後にまた、お尻に力を2回入れてください。

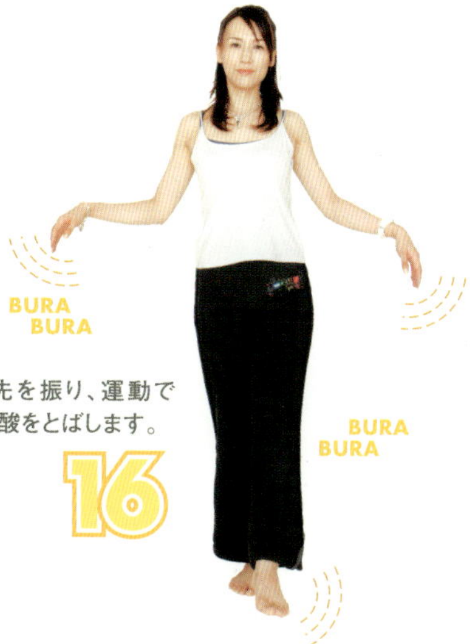
BURA
BURA
BURA
BURA

手先と足先を振り、運動でたまった乳酸をとばします。

16

Micaco's VOICE

足首が細くなるうえ、内ももの内転筋が刺激され、とくにO脚にいいですよ

美脚 STEP 2

まっすぐに立ったとき、お尻が大きく見えるのは、脚のつけ根の外側の「大《だい》転《てん》子《し》」と呼ばれる骨がゆるんで横にずれているため。これを正常の位置にひっこめてやれば、ジーンズの似合うきれいな太ももと小尻がつくれます。インスパイリングならではの骨格矯正エクササイズに、ぜひトライしてみてください。

1

まず、脚を大きく開きます。左足のつま先を外に向け、ひざをのせるようにして曲げてください。このとき、ひざの角度が90度になるように注意します。

point

脚は大きく開かないときかないので、しっかり開いて！

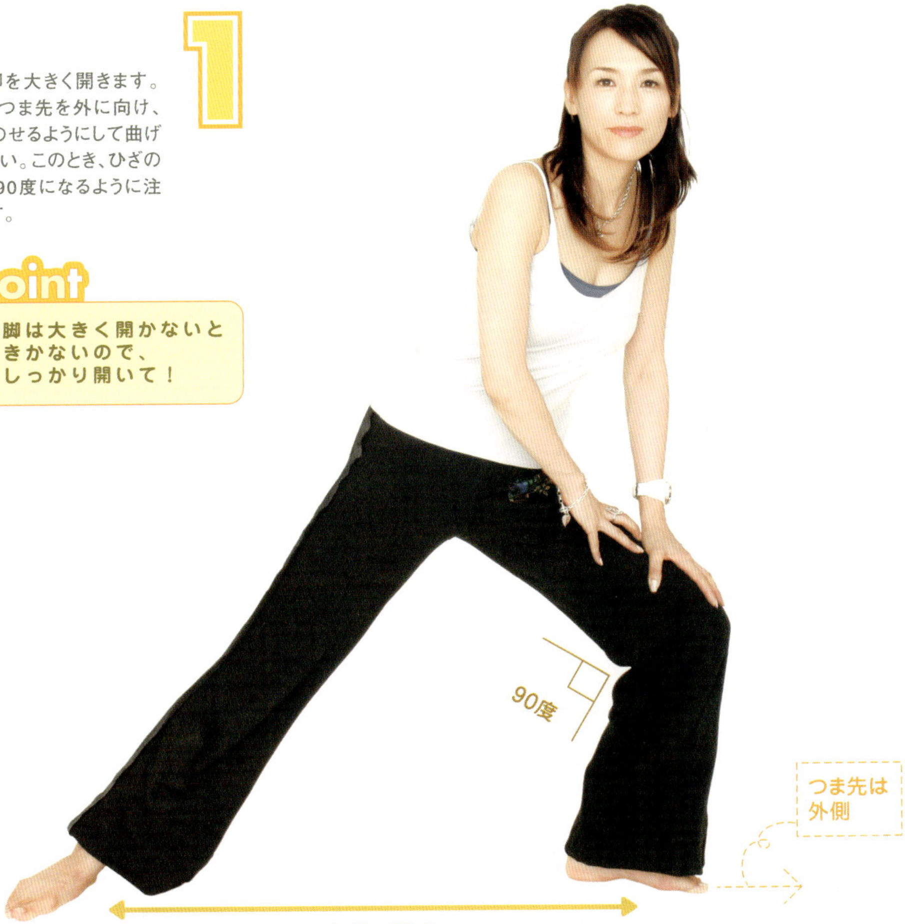

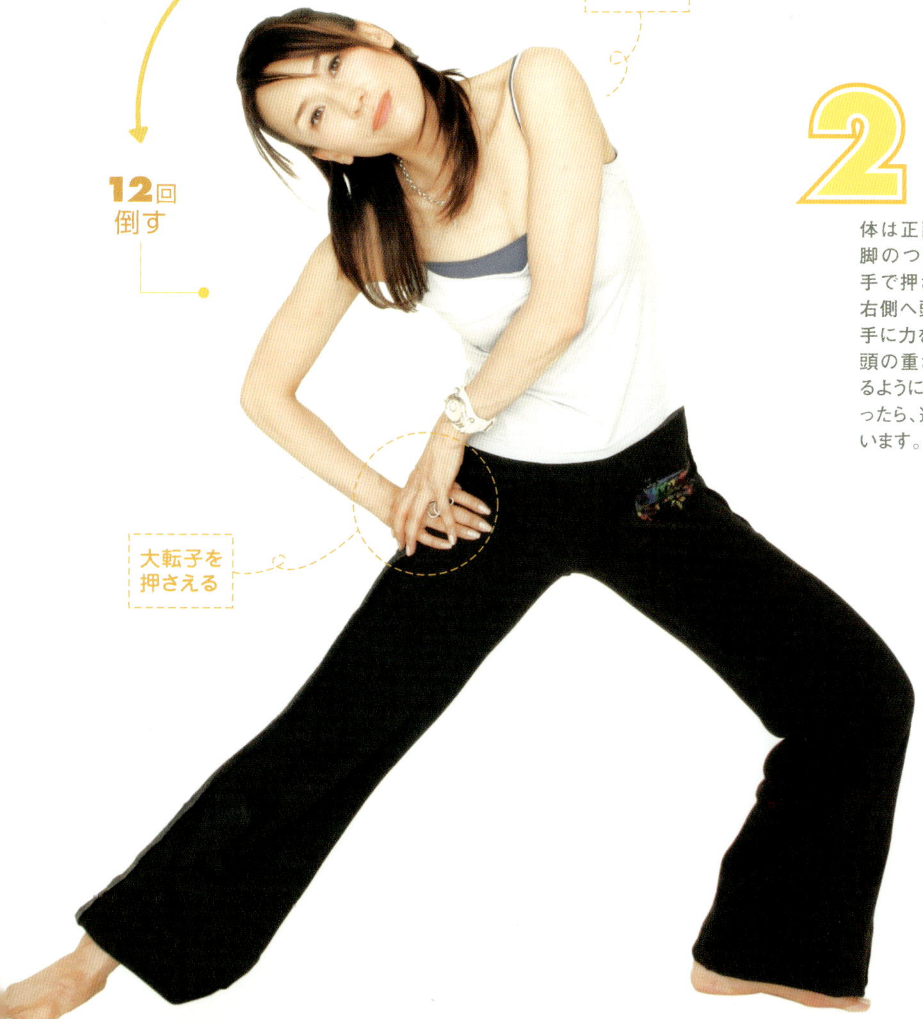
体は正面
12回
倒す
大転子を
押さえる

2

体は正面を向いたまま、右脚のつけ根の大転子を両手で押さえます。そのまま、右側へ頭を倒してください。手に力を入れるのではなく、頭の重さで大転子を押さえるように12回倒します。終わったら、逆側も同様におこないます。

point

頭の重さで、
大転子の骨を押さえる
イメージで！

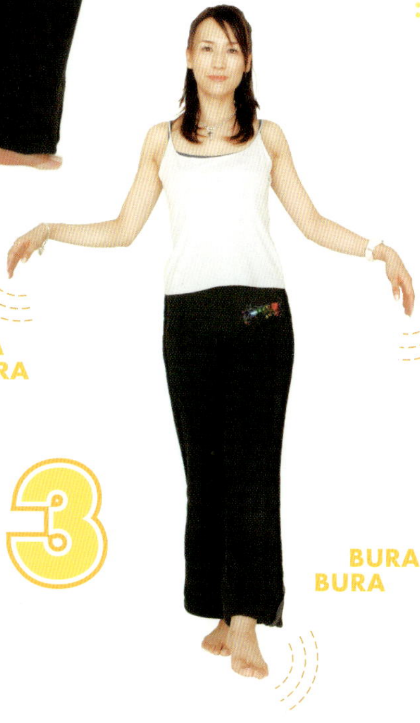
BURA
BURA
BURA
BURA

3

最後に、手先と足先を振り、運動でたまった乳酸をとばします。

美脚 STEP 3

脚を細くしようと運動をしたために、かえって筋肉がついて太くなってしまったという経験、ありませんか？　深部筋を刺激するインスパイリングなら、そうした心配も必要なし。ここでは、脚の内側と外側をそれぞれ刺激し、ゆがみのないまっすぐな美脚にしていきます。

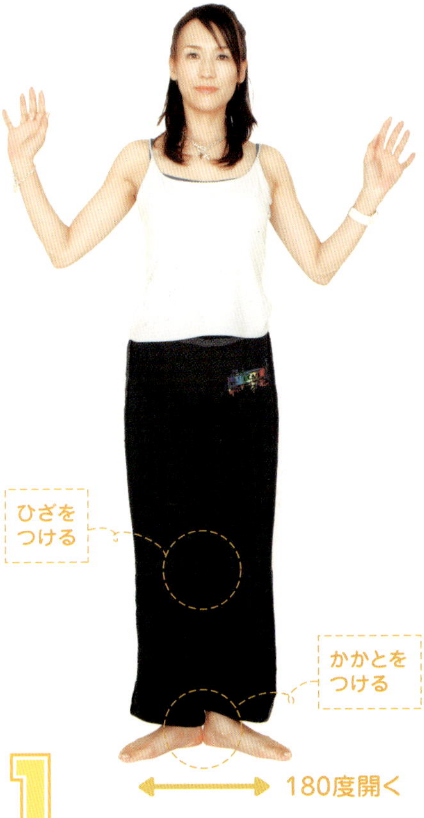
ひざを
つける
かかとを
つける
180度開く

1

まずは、脚の内側のラインを整えましょう。かかとをつけてまっすぐに立ち、つま先を180度開きます。このとき、左右のひざがついていないときかないので、つかない場合はつま先の角度を小さくしてもかまいません。

point

ひざがつかないときは、つま先の角度を小さくしてもOK！

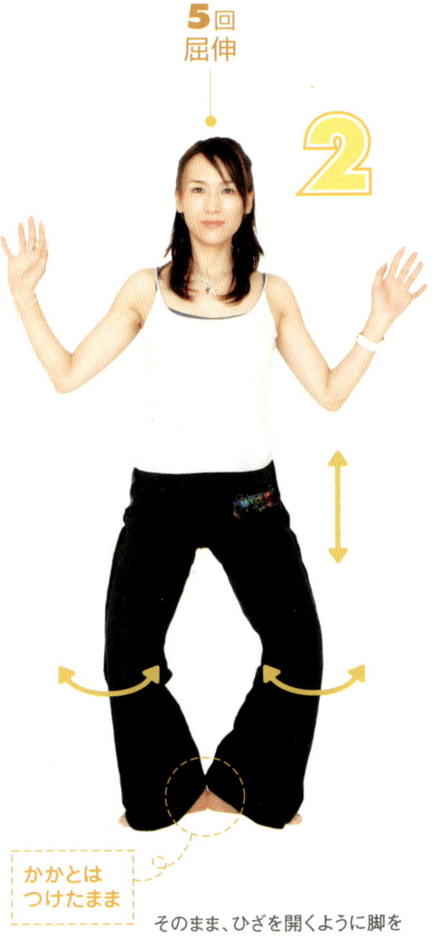
5回
屈伸
かかとは
つけたまま

2

そのまま、ひざを開くように脚を5回曲げ伸ばします。終わったら、伸び上がった状態でおなかとお尻、内ももに力を入れ、息を5回はきます。最後にまた、お尻に力を2回入れてください。

point

ひざがつかないときは、つま先の角度を小さくしてもOK！

続いて、脚の外側のラインをスリムにしていきましょう。まっすぐに立って両脚を交叉させ、つま先は開いて、両足先が前後に平行になるようにします。このとき、左右のひざがつかない場合は、つま先の角度を小さくしてもかまいません。

3

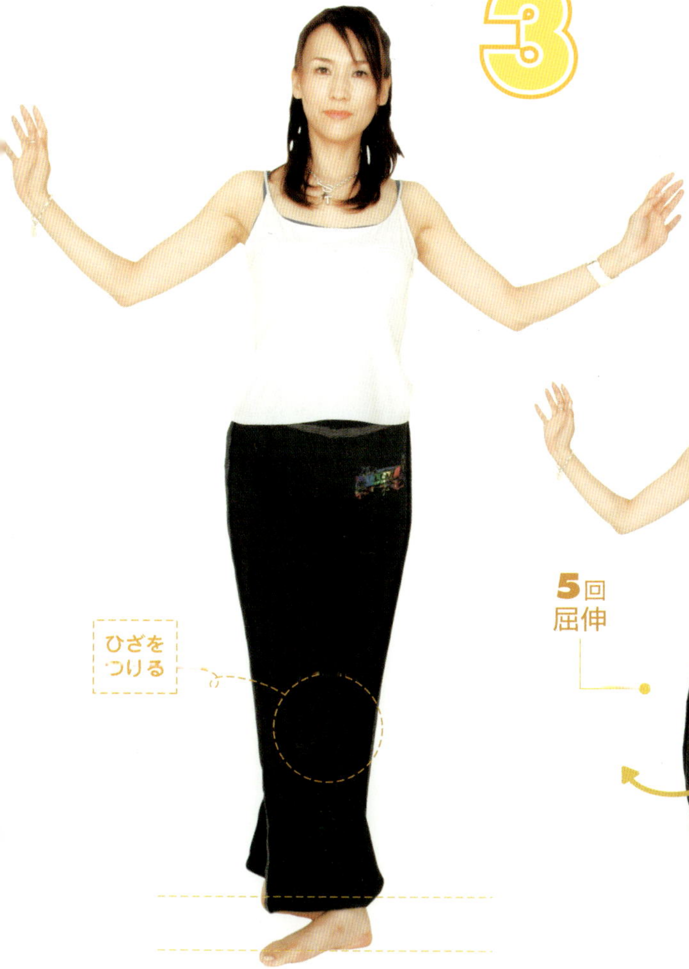
ひざをつける
足先を平行に

point

曲げたとき、左右の脚のつけ根が痛く感じれば◎、体重が前後に逃げないよう体はまっすぐに！

そのまま、ひざを開くように脚を5回曲げ伸ばします。終わったら、伸び上がった状態でおなかとお尻、内ももに力を入れ、息を5回はきます。最後にまた、お尻に力を2回入れてください。左右の脚をいれかえて、**3～4**を同様にくりかえします。

4

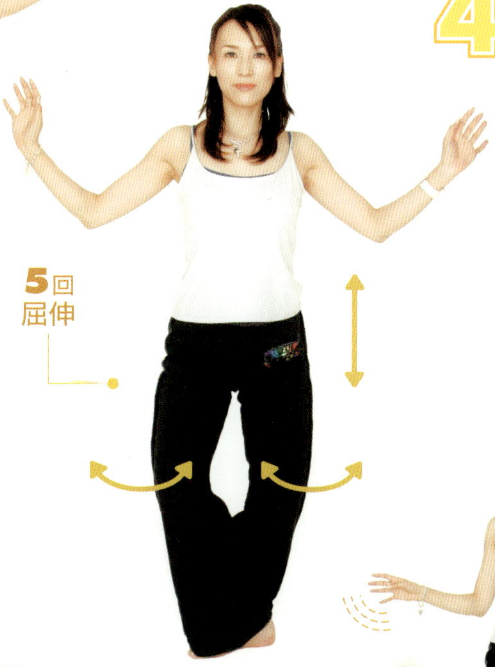
5回
屈伸

5

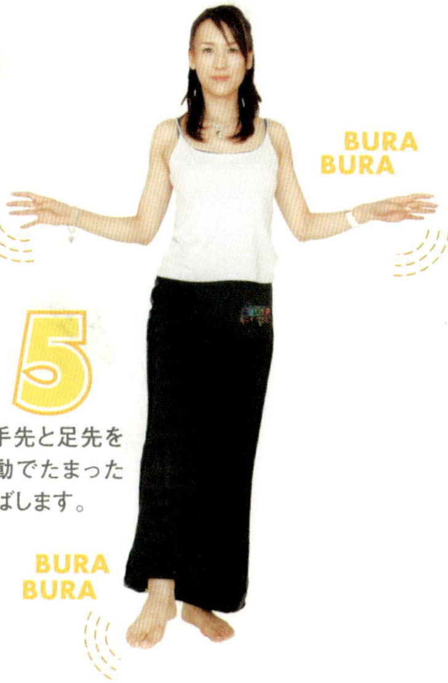
BURA
BURA
BURA
BURA

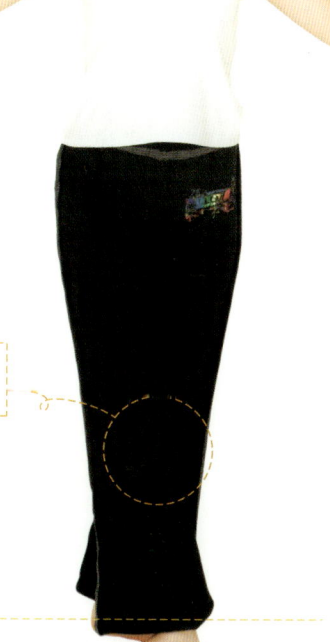

最後に、手先と足先を振り、運動でたまった乳酸をとばします。

Micaco's VOICE

脚の内側と外側をきたえることで、X脚O脚の悩みも改善します

美脚 STEP 4

美脚のエクササイズの仕上げに、内ももとお尻を集中して刺激する動作です。ちょっときついかもしれませんが、お尻から脚にかけてのラインがぐんときれいになりますので、がんばってトライしてみてください。

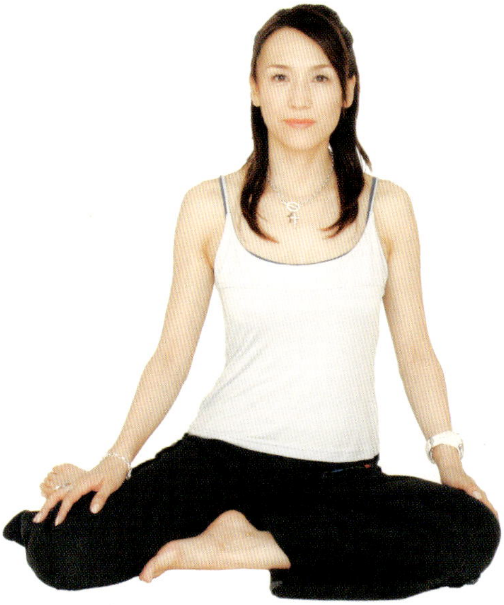

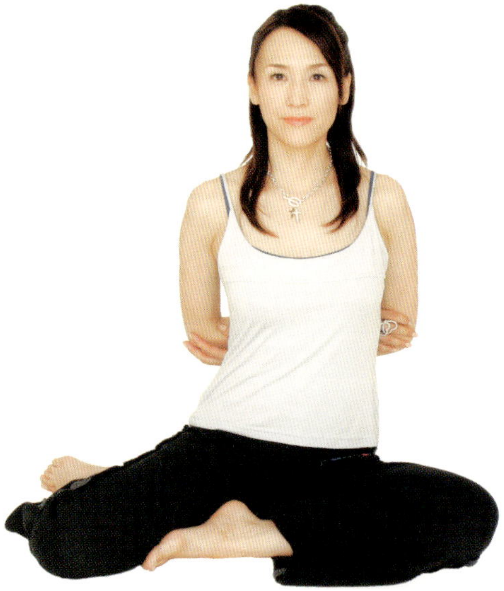

1

脚を右側に投げ出すように座ります。

2

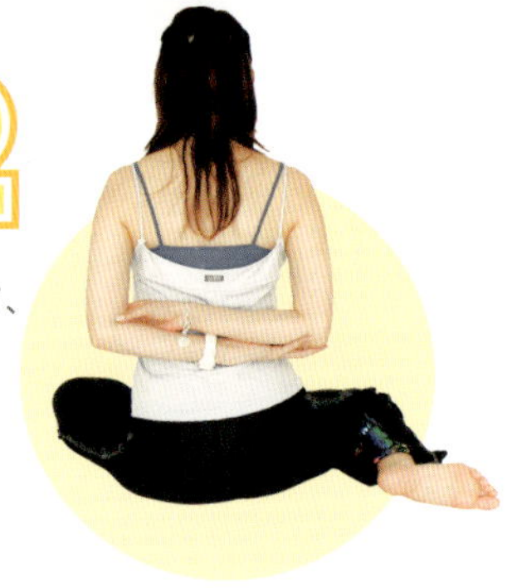

両腕は背中の後ろにまわして、組みます。

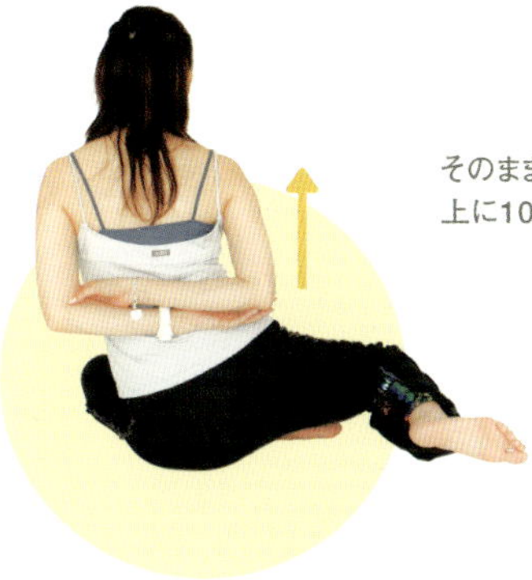

そのまま、右脚のつけ根を、
上に10回上げます。

3

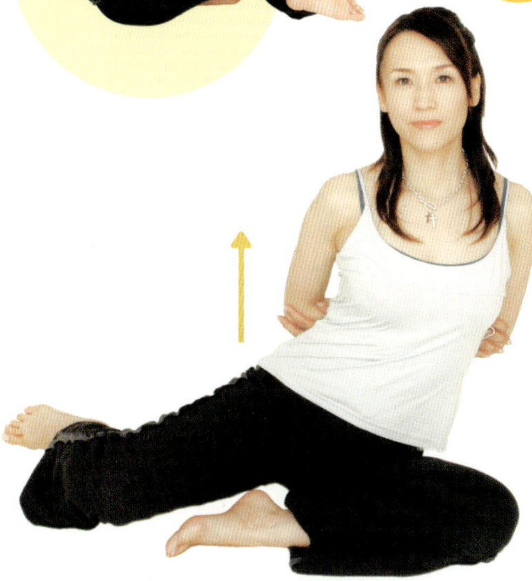

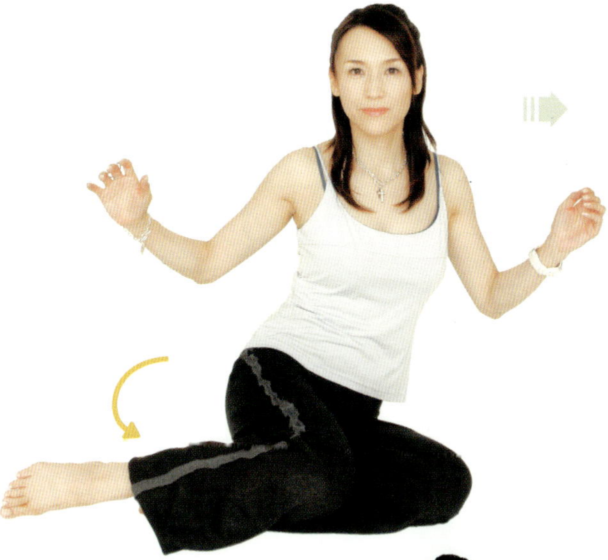

上に
10回

組んだ腕を開き、脚を浮かせたまま
今度は前に……。

4

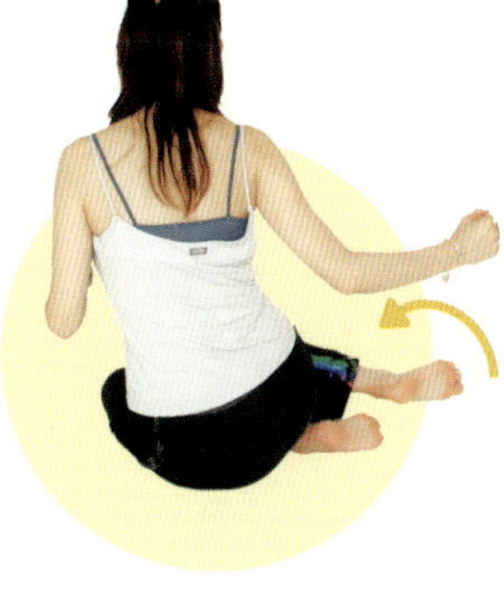

美脚 STEP 4

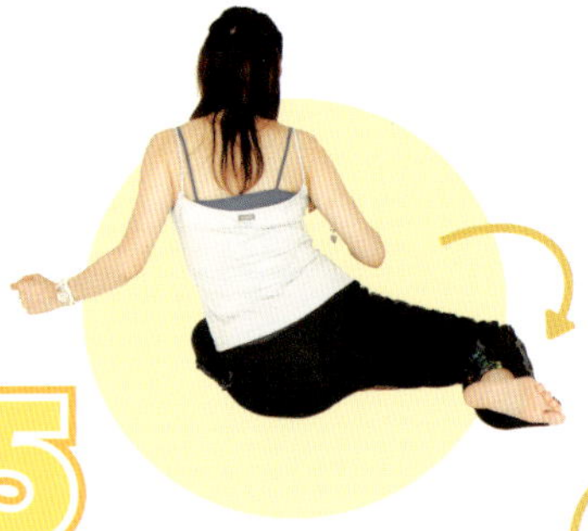

5

……後ろに、5回動かしてください。

前後に
5回

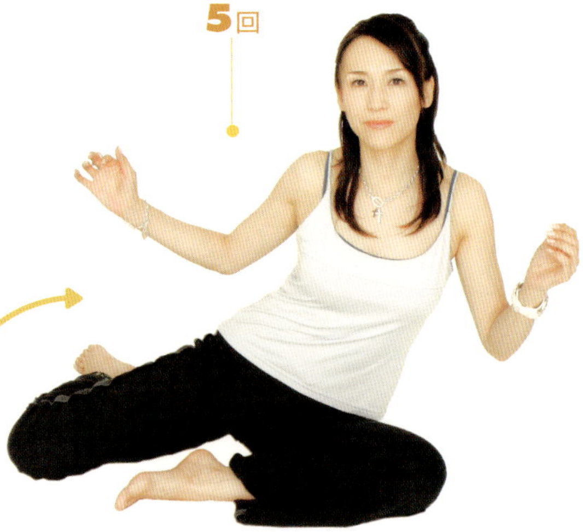

6

そのまま脚を前に投げ出し、右脚をかかとを上げるように、上に8回上げます。このとき、脚のつけ根を意識して、かかとは必ず内側に向けるようにしてください。

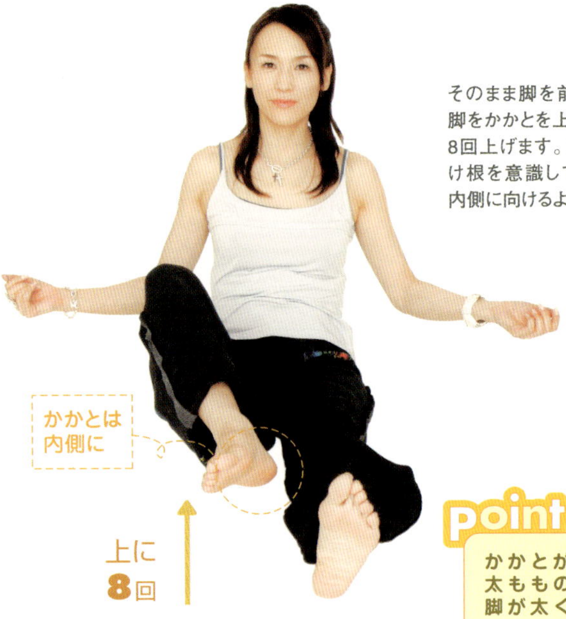

かかとは
内側に

上に
8回

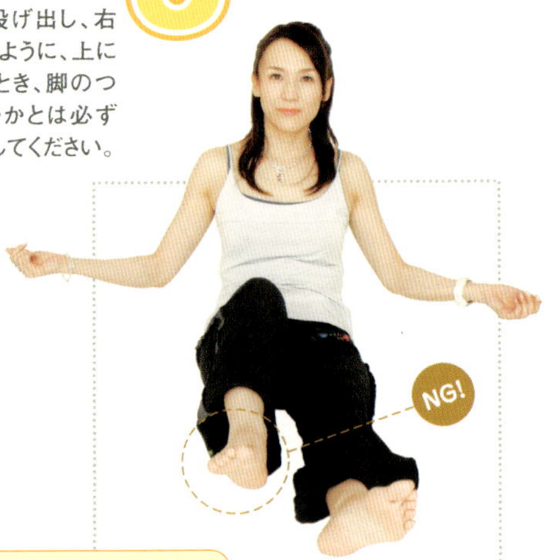

point

かかとが下を向いていると、太ももの表面に筋肉がついて脚が太くなるので注意！

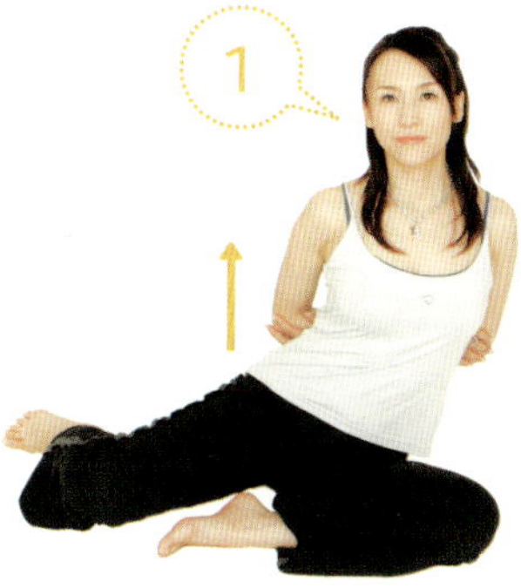
1

1回ずつ
5セット

point

一つ一つの動作で「1・2・3」とカウントをとり、リズミカルに！

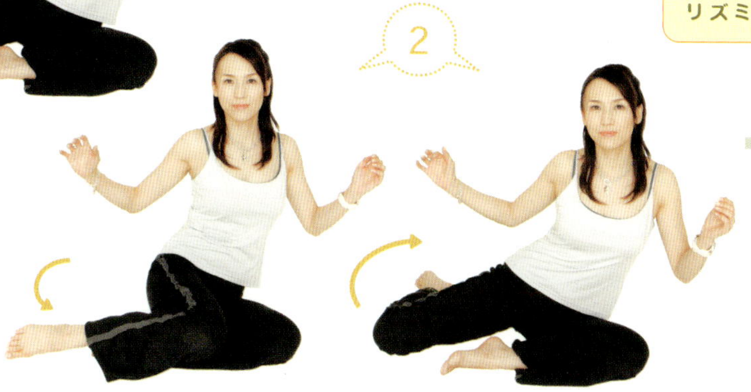
2

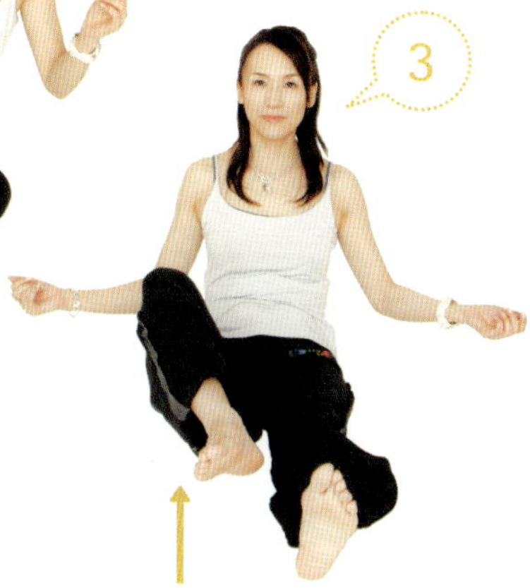
3

7

続いて、**3**の上下の動作、**4**～**5**の前後の動作、**6**のかかとを上下に動かす動作を、1回ずつ5セットくりかえします。それぞれの動作で「1・2・3」とカウントをとると、リズミカルにできます。

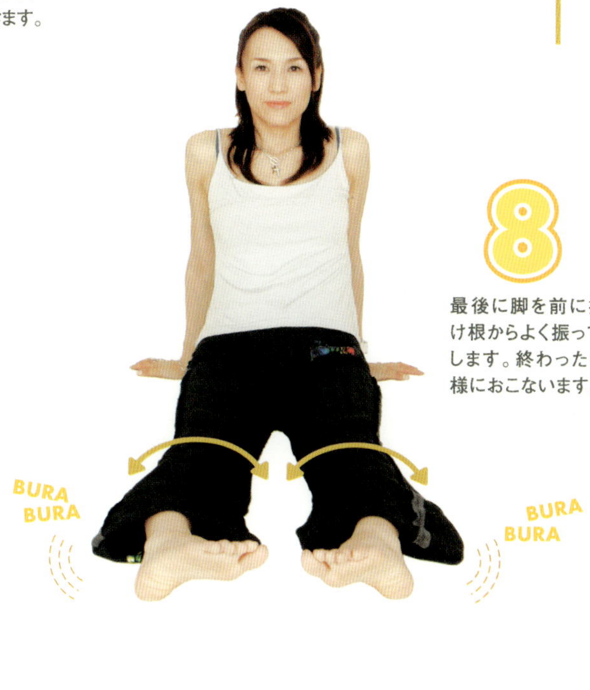
BURA
BURA
BURA
BURA

8

最後に脚を前に投げ出し、つけ根からよく振って乳酸をとばします。終わったら、逆側も同様におこないます。

ヒップアップ STEP 1,2

たるんだお尻は、若々しいボディラインの大敵です。ここに紹介したヒップアップのエクササイズを定期的におこなって、キュッとしまった理想の小尻をめざしましょう。

STEP 1

1

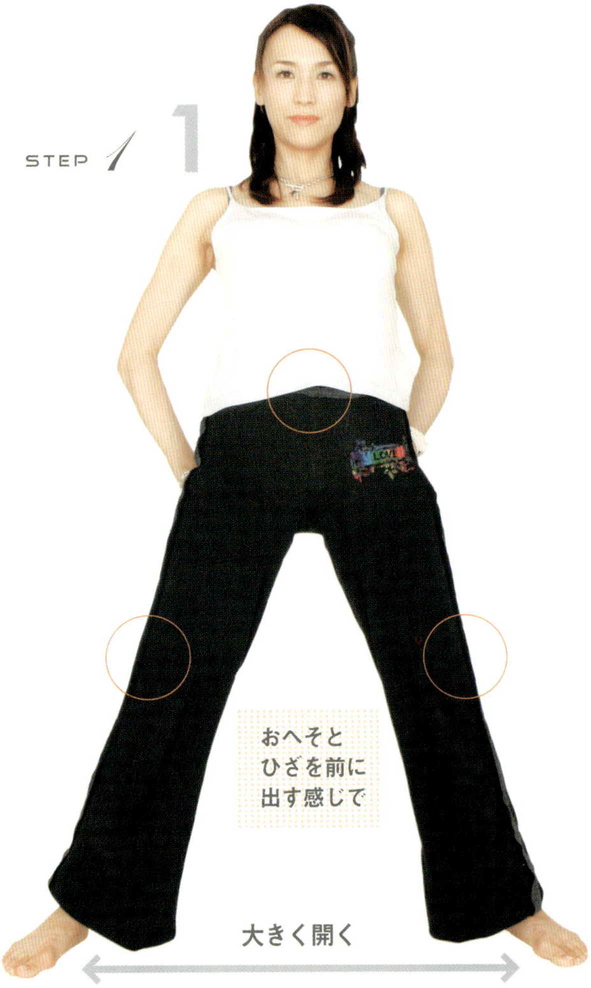

おへそと
ひざを前に
出す感じで
大きく開く

脚を大きく開いて立ち、おへそとひざを前に出す感じで体をそらし、両手で左右のお尻の下を押さえます。

2

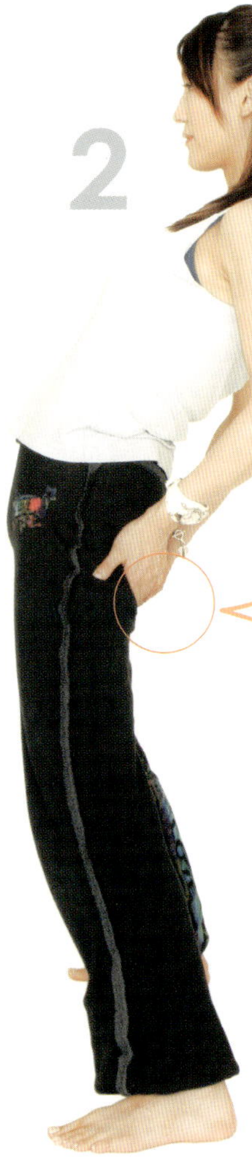

10回
キュッキュッ
+
20秒間
キープ
お尻の下に
力を入れる

そのまま、お尻の下に力をキュッキュッと10回入れます。終わったら、力を入れたままの状態で20秒間キープします。

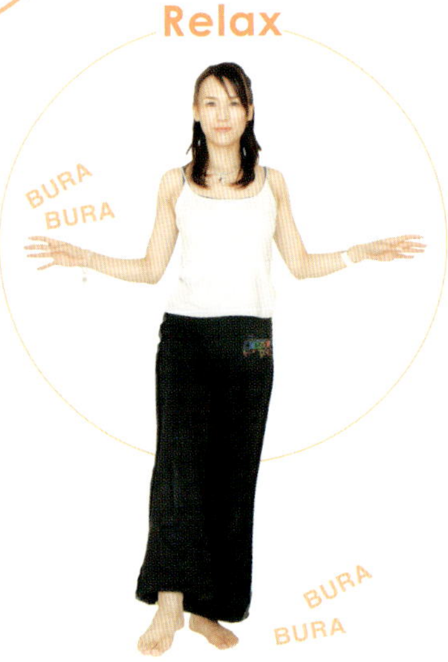

Relax
BURA
BURA
BURA
BURA

手先と足先を振り、運動でたまった乳酸をとばします。

STEP 2

1

足首を90度にたもったまま、脚を後ろに10回けり上げます。このとき、反動をつけるのではなく、戻すときも前にけり出さないようきちんと止めてください。10回目に、けり上げた状態で10秒間キープします。

Point!
反動をつけず、戻すときも1回ごとにきちんと止めること！

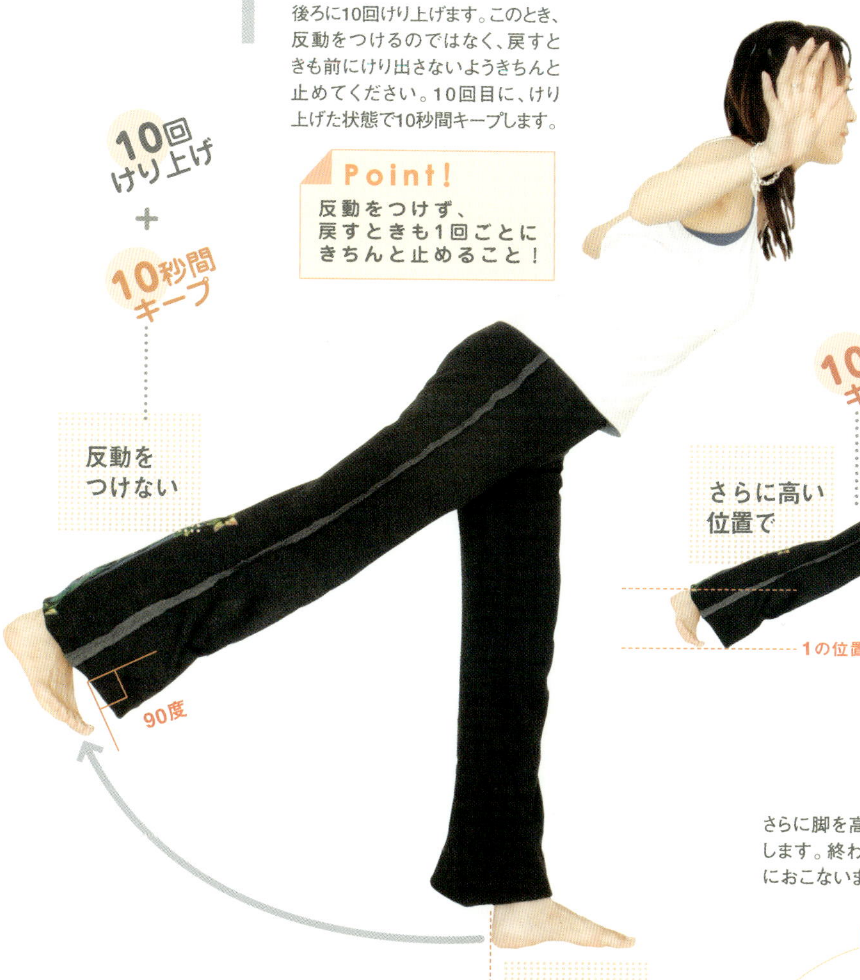
10回
けり上げ
+
10秒間
キープ
反動を
つけない
90度
きちんと
止める

2

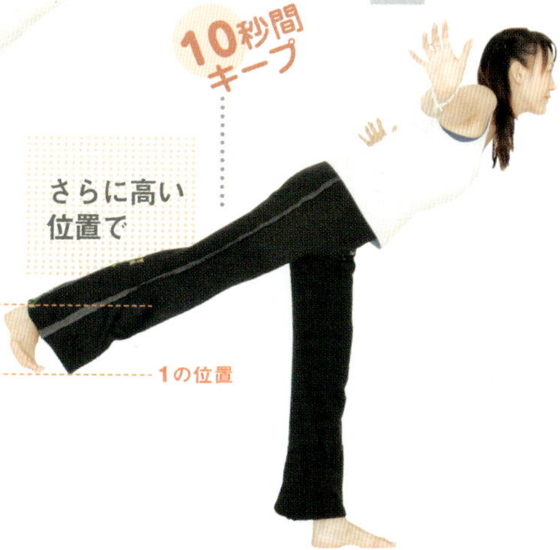
10秒間
キープ
さらに高い
位置で
1の位置

さらに脚を高く上げて10秒間キープします。終わったら、脚をかえて同様におこないます。

Relax

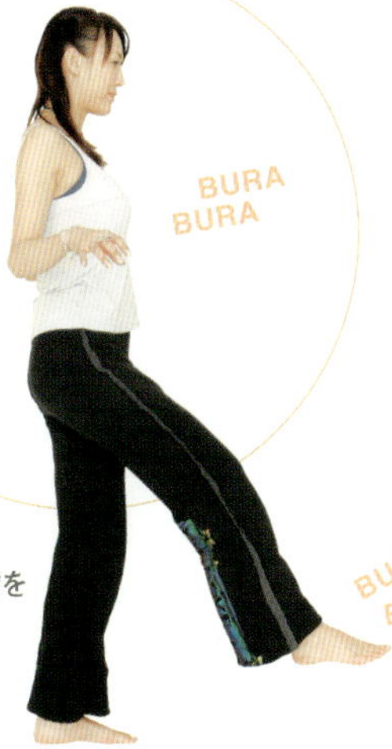
BURA
BURA
BURA
BURA

手先と足先を振り、運動でたまった乳酸をとばします。

Micaco's VOICE
美脚のエクササイズと組み合わせれば、下半身が見違えるようにすっきりしますよ

二の腕 STEP 1

二の腕の下のたるみは、女性にとって意外に大きな悩み。ここが締まってくれば、見た目の印象がすごくスリムに見える反面、たるんだままではお気に入りの服もなかなか似合いません。ここでは、二の腕のたるみをとり、同時に腹筋も刺激できる一石二鳥のエクササイズをご紹介します。

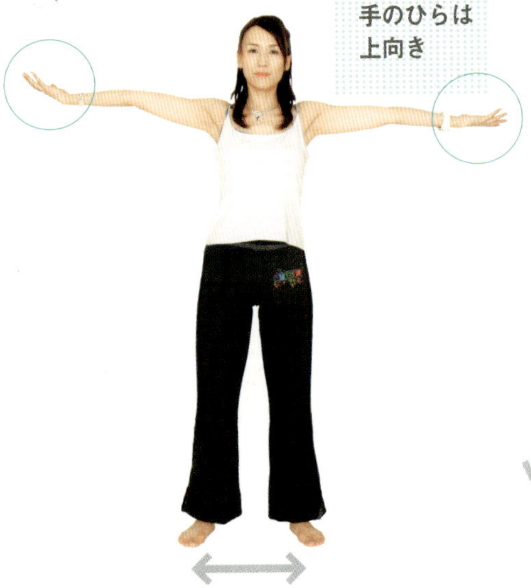

1 脚を肩幅に開いて立ち、両腕は手のひらを上に向けて開きます。

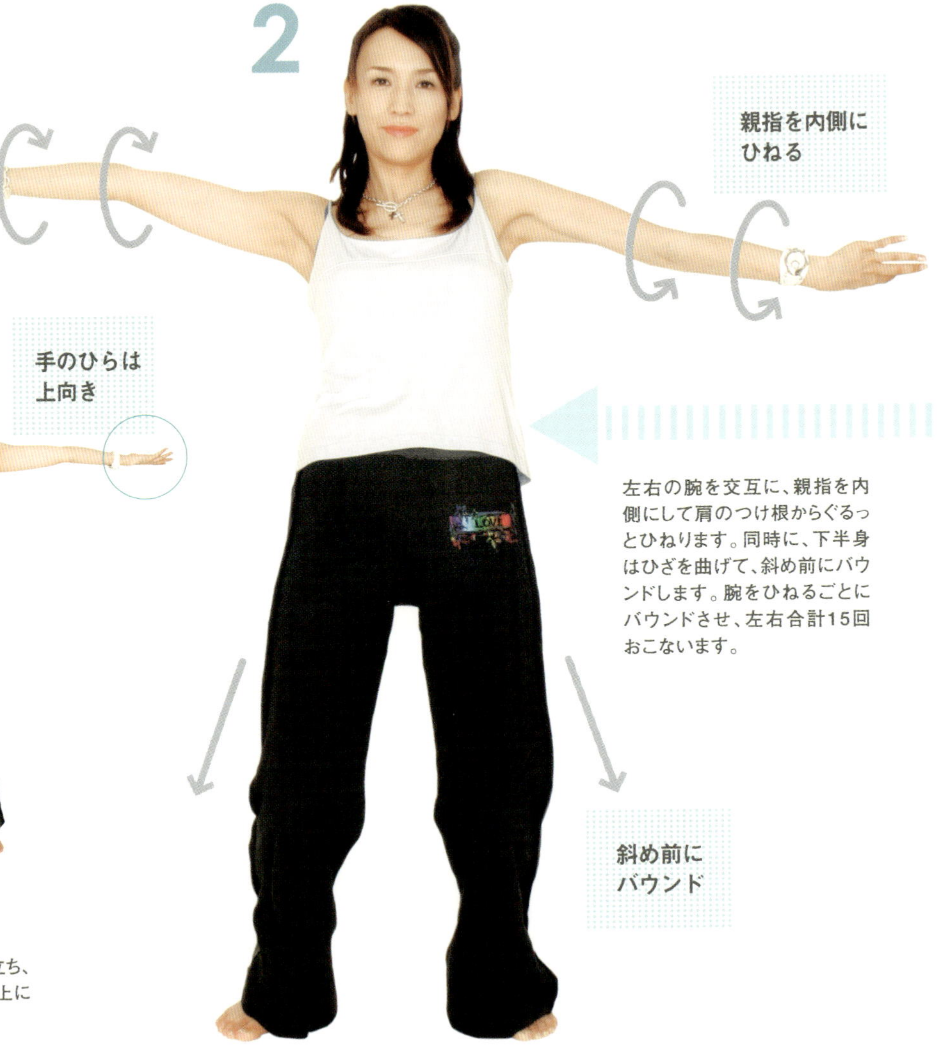

2 左右の腕を交互に、親指を内側にして肩のつけ根からぐるっとひねります。同時に、下半身はひざを曲げて、斜め前にバウンドします。腕をひねるごとにバウンドさせ、左右合計15回おこないます。

◎OK!

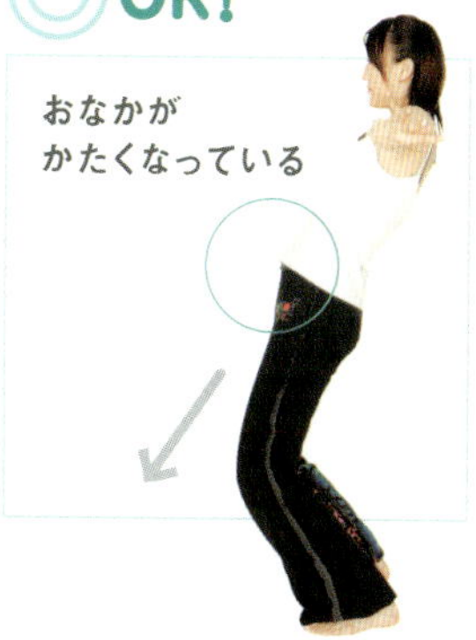
おなかが
かたくなっている

×NG!

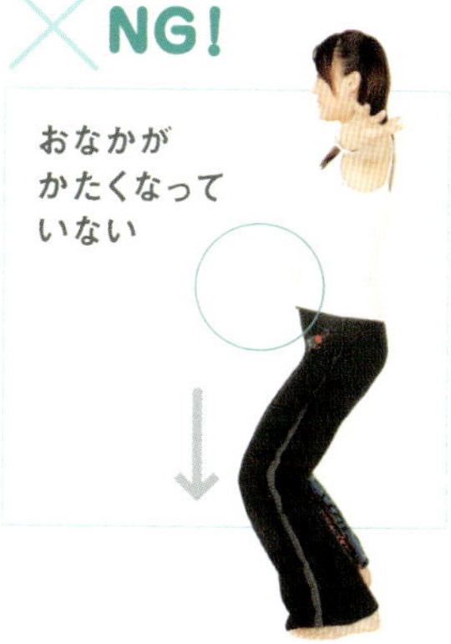
おなかが
かたくなって
いない

Point!
ひざを上下に動かすと、
太ももに筋肉がついて
脚が太くなるので要注意！

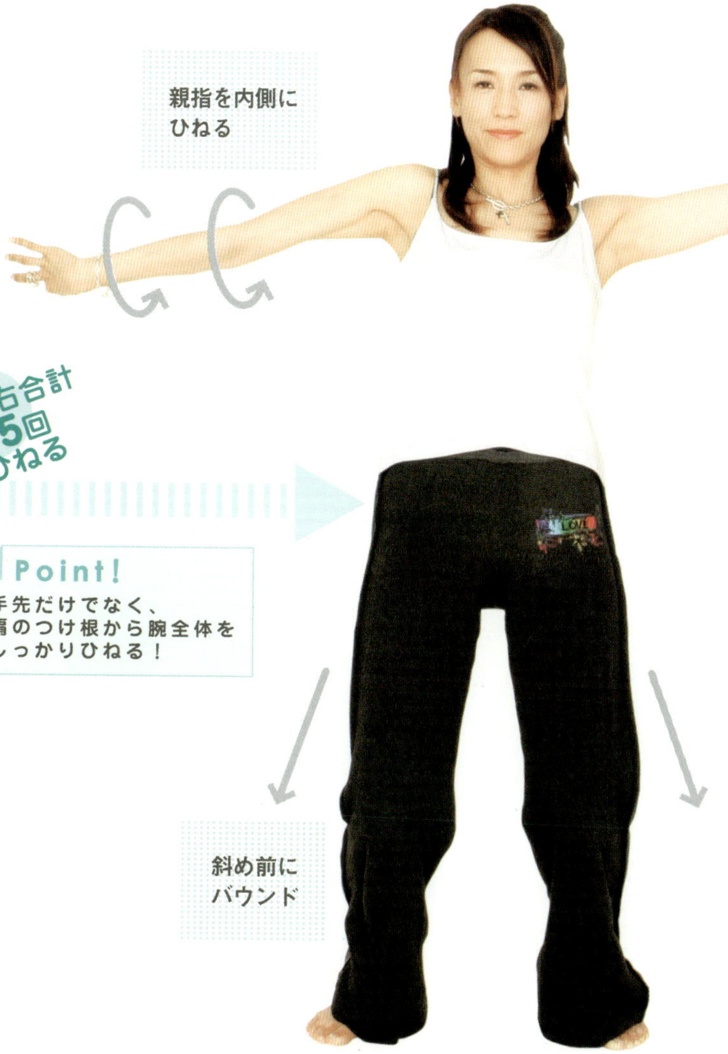
親指を内側に
ひねる
斜め前に
バウンド

左右合計
15回
ひねる

Point!
手先だけでなく、
肩のつけ根から腕全体を
しっかりひねる！

Relax

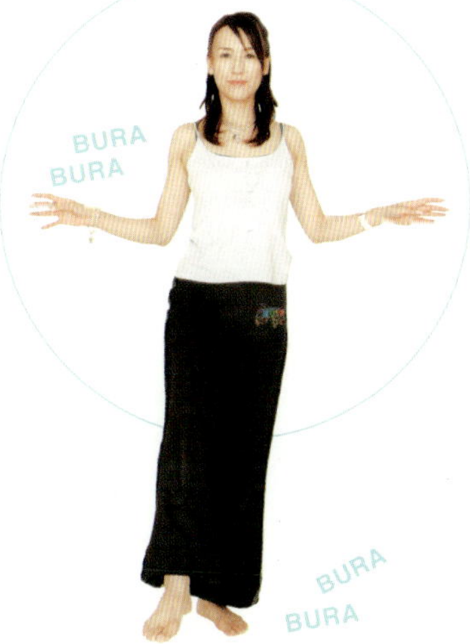
BURA
BURA
BURA
BURA

手先と足先を振り、
運動でたまった乳酸を
とばします。

二の腕 STEP 2

手を振るたびに、二の腕の下の肉が“振り袖”のようにプルプルすること、ありませんか？　最近は季節を問わず、腕を見せる機会が多いもの。もし思い当たるなら、今日からさっそくここでご紹介するエクササイズにトライしましょう。

1

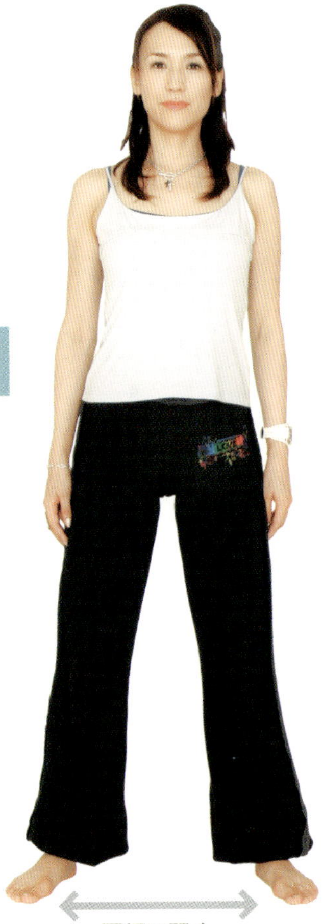

肩幅に開く

脚を肩幅に開いて立ちます。

2

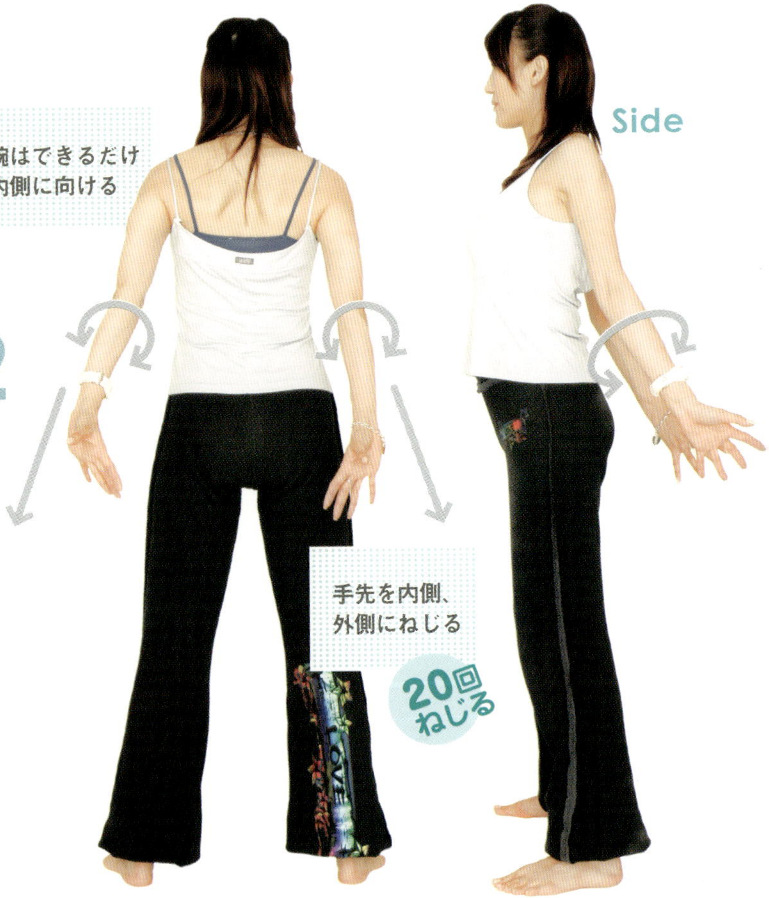
腕はできるだけ内側に向ける
Side
手先を内側、外側にねじる
20回ねじる

左右の肩甲骨をくっつけるように、両腕を体の後ろに伸ばします。このとき、腕が外に向かって開かないよう、手先をできるだけ内側に向けるよう意識してください。そのまま、手先を内側、外側と、交互に合計20回ねじります。

Point!
手先だけでなく、肩のつけ根から腕全体をしっかりねじる！

3

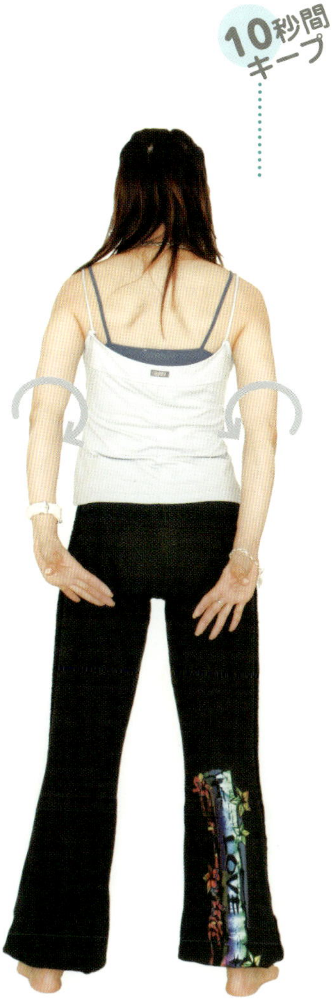
10秒間
キープ

終わったら、手先を内側にねじった状態で10秒間キープします。

4

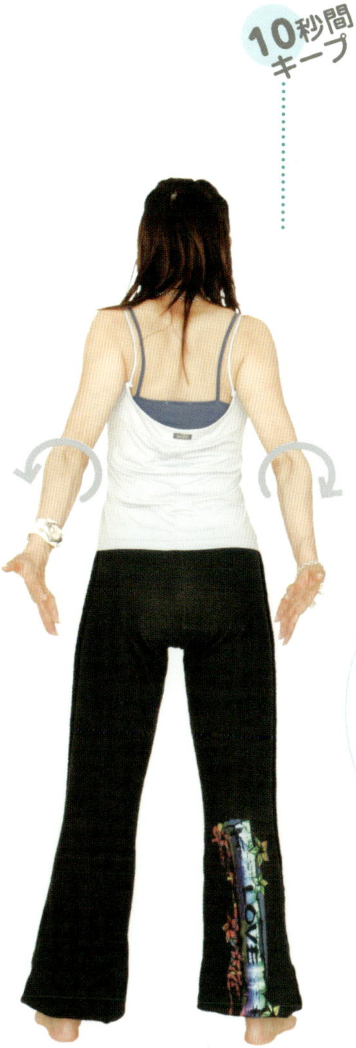
10秒間
キープ

続いて、今度は手先を外側にねじった状態で10秒間キープします。

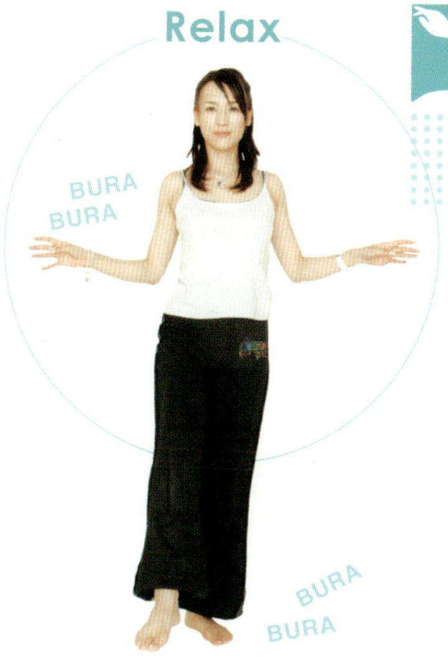
Relax
BURA
BURA
BURA
BURA

手先と足先を振り、運動でたまった乳酸をとばします。

Micaco's VOICE

腕のラインがすっきりすると、
気後れしていた服もきれいに着こなせますよ

小顔

ボディラインがどれだけすっきりしても、顔の印象ですべてが台無しになってしまうことは少なくありません。あごのラインを細くし、首筋にハリを生むエクササイズで、見違えるような小顔を手に入れましょう。

1

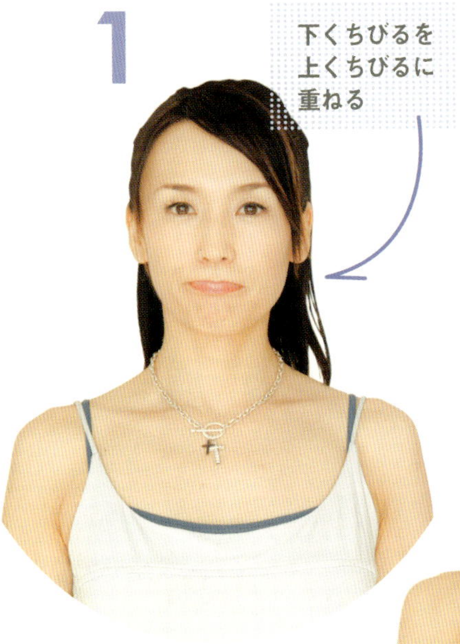

脚を肩幅に開いて立ち、下くちびるを上くちびるに重ねます。

2

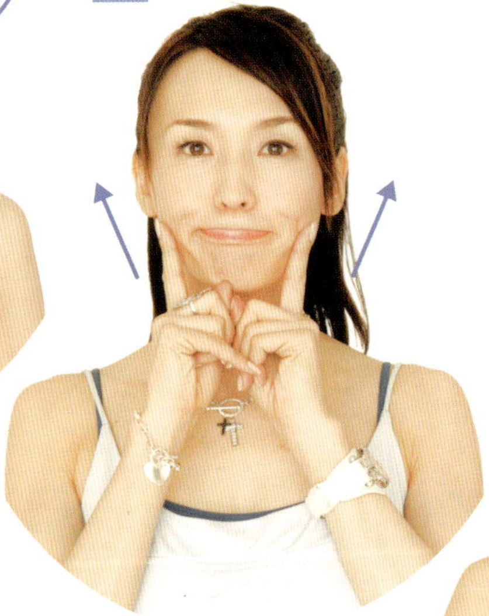

口角を上に引き上げます。

3

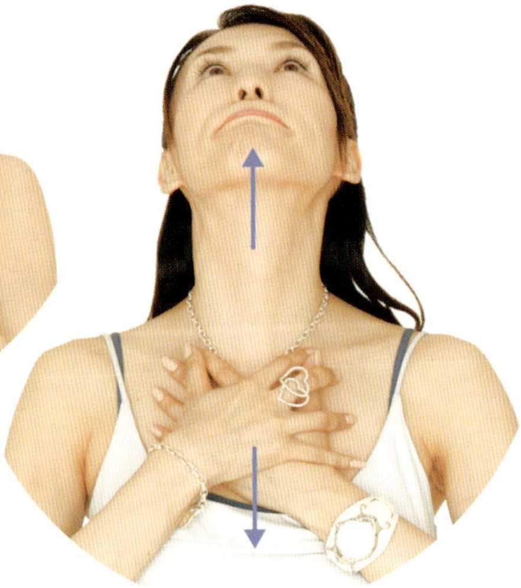

両手を胸の前で重ね、そのまま手は下へ、あごは上へ引き上げます。

4

20回
バウンド

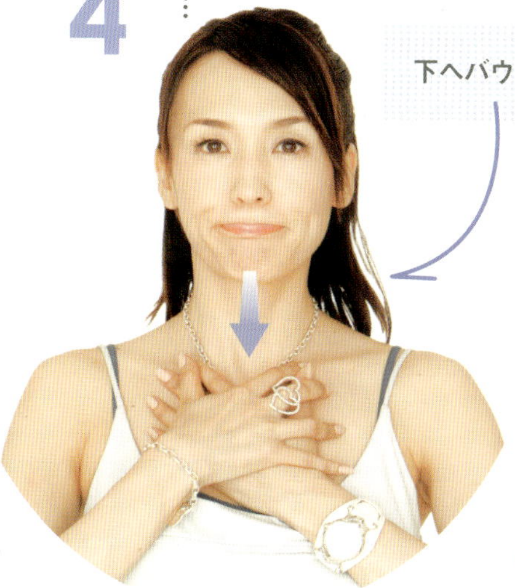

そのままの状態で、あごを下へ
20回バウンドさせます。

5

20秒間
キープ

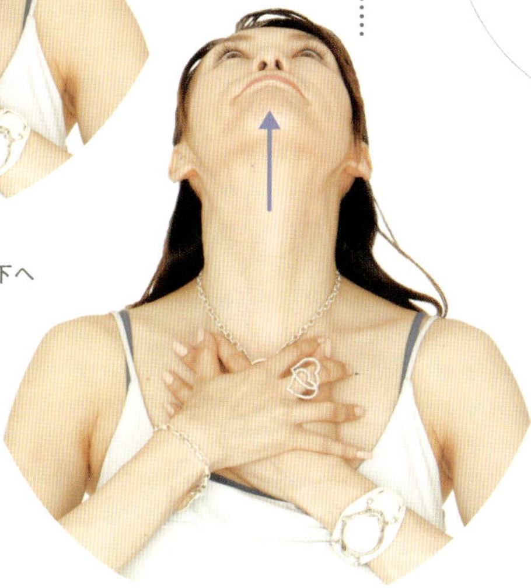

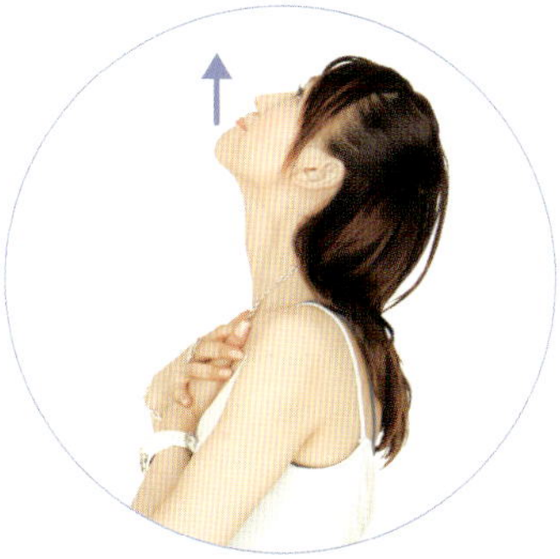

終わったら、さらにあごをぐっと
上げ、20秒間キープします。

6

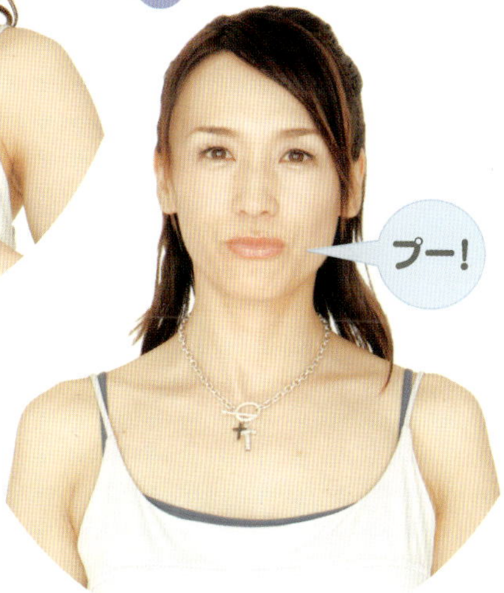

「プー!」と息をはいて、運動で
たまった乳酸をとばします。

Micaco's VOICE

**年齢は首に出るもの、
ハリのある首筋で
いつまでも若々しく**

ウエスト STEP 1

美しくくびれたウエストラインは、女性なら誰もがあこがれる理想のスタイル。ここからは、おなか回りのさまざまな筋肉を刺激し、ひき締めるためのエクササイズをご紹介します。ぜひ、トライしてみてください。

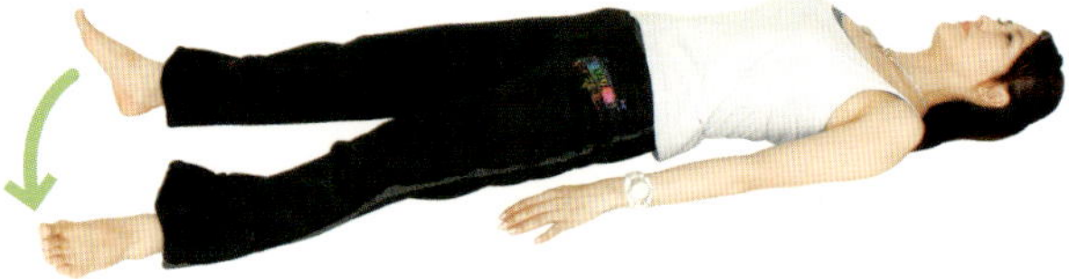

1

横になって、左脚を少し開きます。

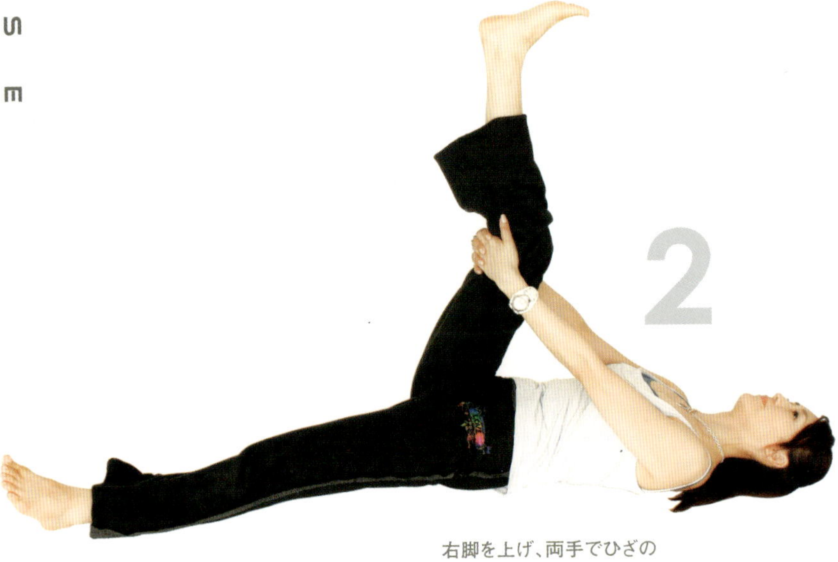

2

右脚を上げ、両手でひざの後ろを持ちます。

3

続いて、左脚を床から10センチほど浮かせます。そのまま、ひじを外側に開くようにして、胸を5回引きつけます。

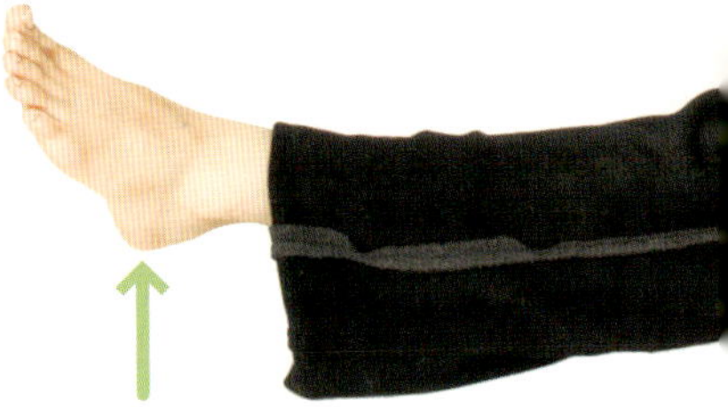

浮かす

Micaco's VOICE

わき腹をひき締めることで、おなか全体が細く、バストアップにも◎

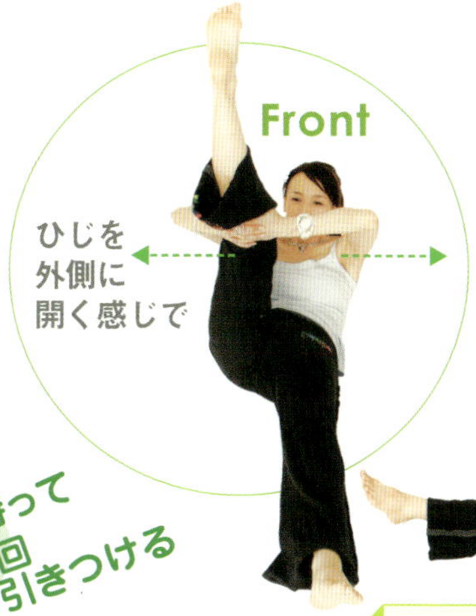
Front
ひじを
外側に
開く感じで

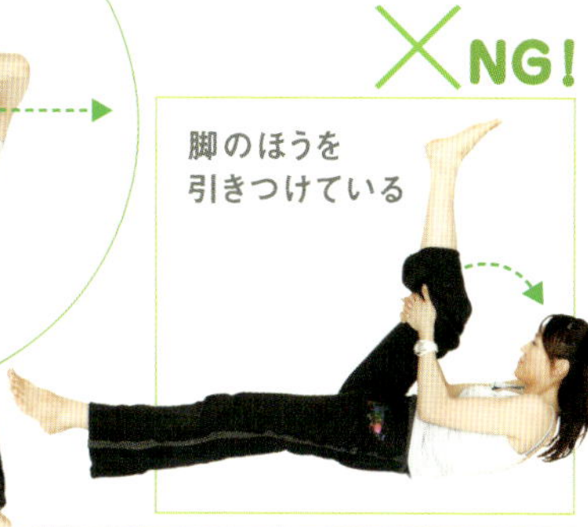
NG!
脚のほうを
引きつけている

Point!
ひじが下がると効果は半減、
意識して胸を引きつけるように！

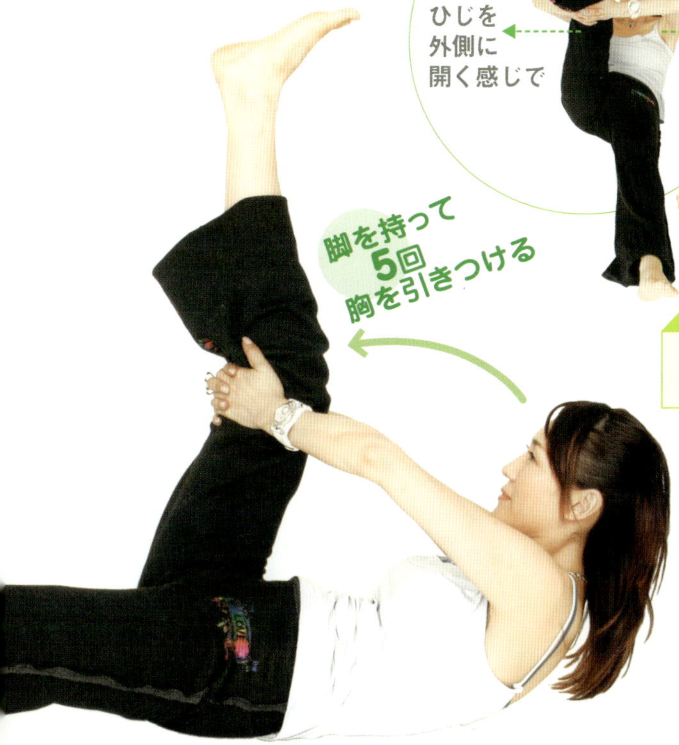
脚を持って
5回
胸を引きつける

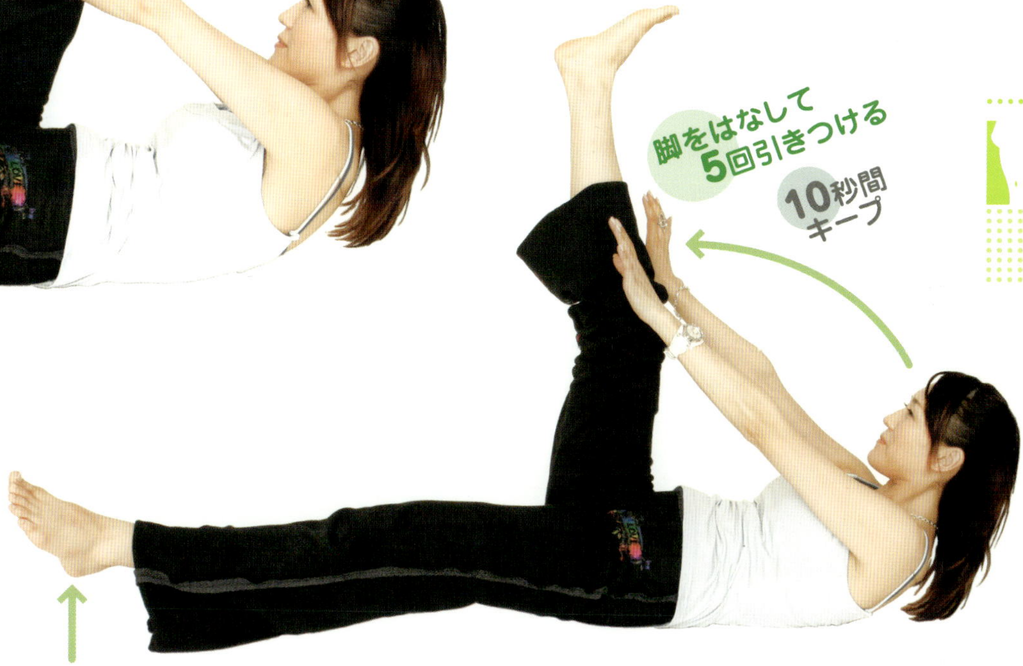
脚をはなして
5回引きつける
10秒間
キープ
浮かせたまま

4

ひき続き、6回目からは手をはなし、あと5回おこないます。10回目に、引きつけた状態で10秒間キープします。終わったら、脚をかえて同様におこないます。

ウエスト STEP 2

ひき続き、美しいウエストラインをつくっていきます。ここでは、ぽっこりと出た下腹をひき締めるとともに、二の腕、太ももも細くするエクササイズをご紹介します。

1 脚を伸ばして座り、両腕は手のひらを上に向けて開きます。

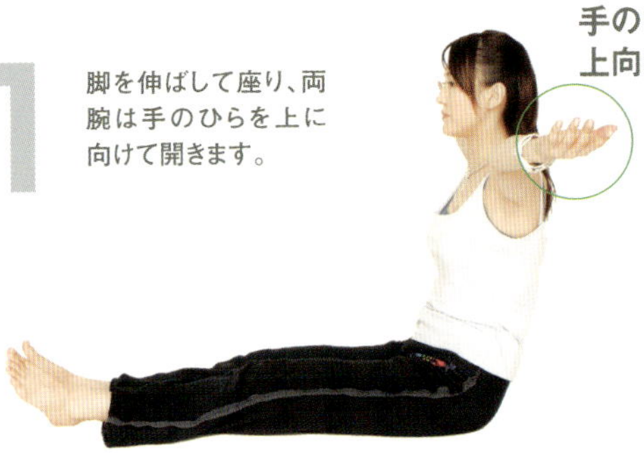
手のひらは
上向き

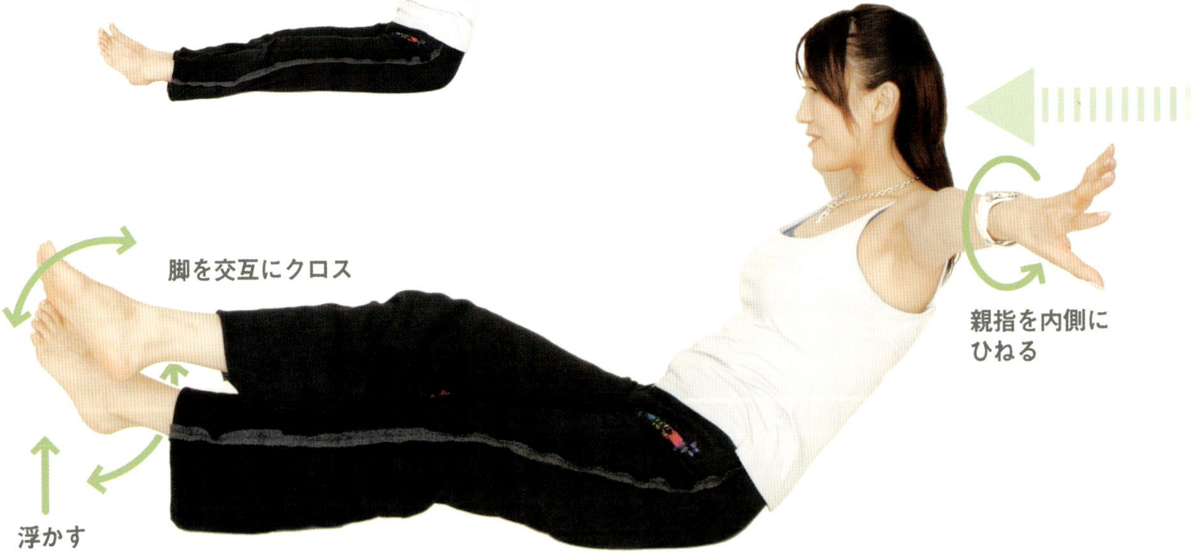
脚を交互にクロス
浮かす
親指を内側に
ひねる

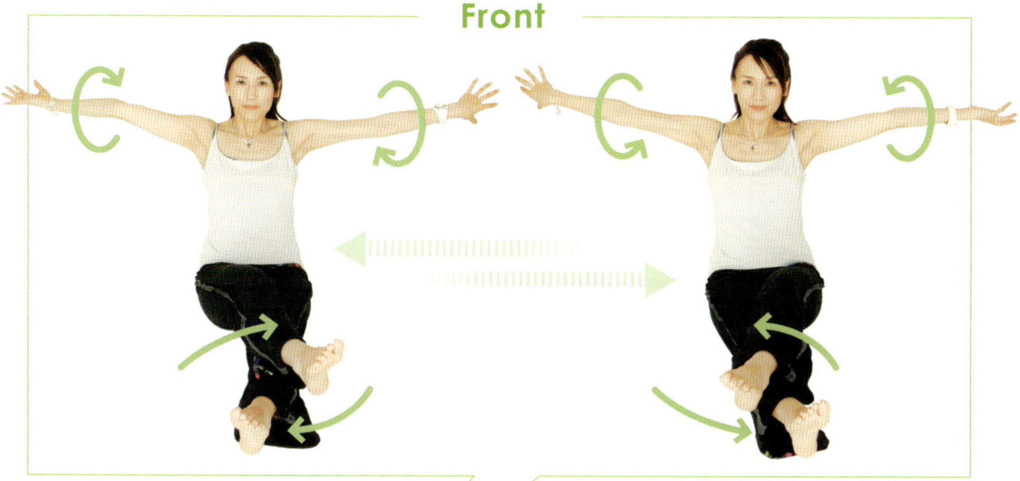
Front

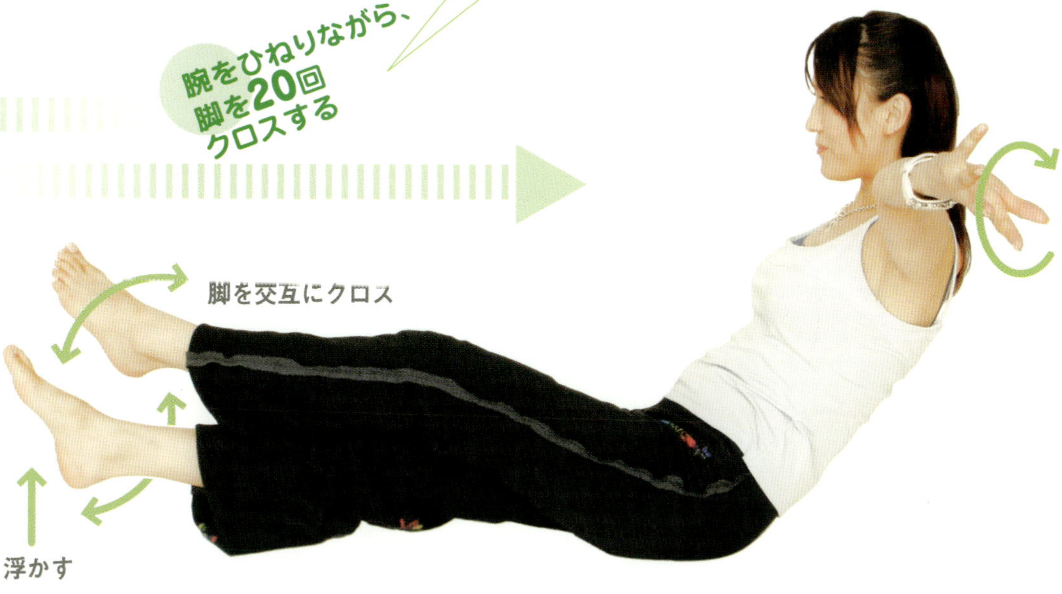
腕をひねりながら、
脚を20回
クロスする
脚を交互にクロス
浮かす

2

両脚を床から浮かせ、交互にクロスさせるように左右に20回動かします。同時に、腕を交互に、親指を内側にして肩のつけ根からぐるっとひねります。

ウエスト STEP 3

ウエストやせの仕上げに、おなかの前側をひき締めます。後半、ひねりを加えた動きがきつい場合、最初は無理せず5回くらいから、最終的に10回を目標にがんばるようにしましょう。

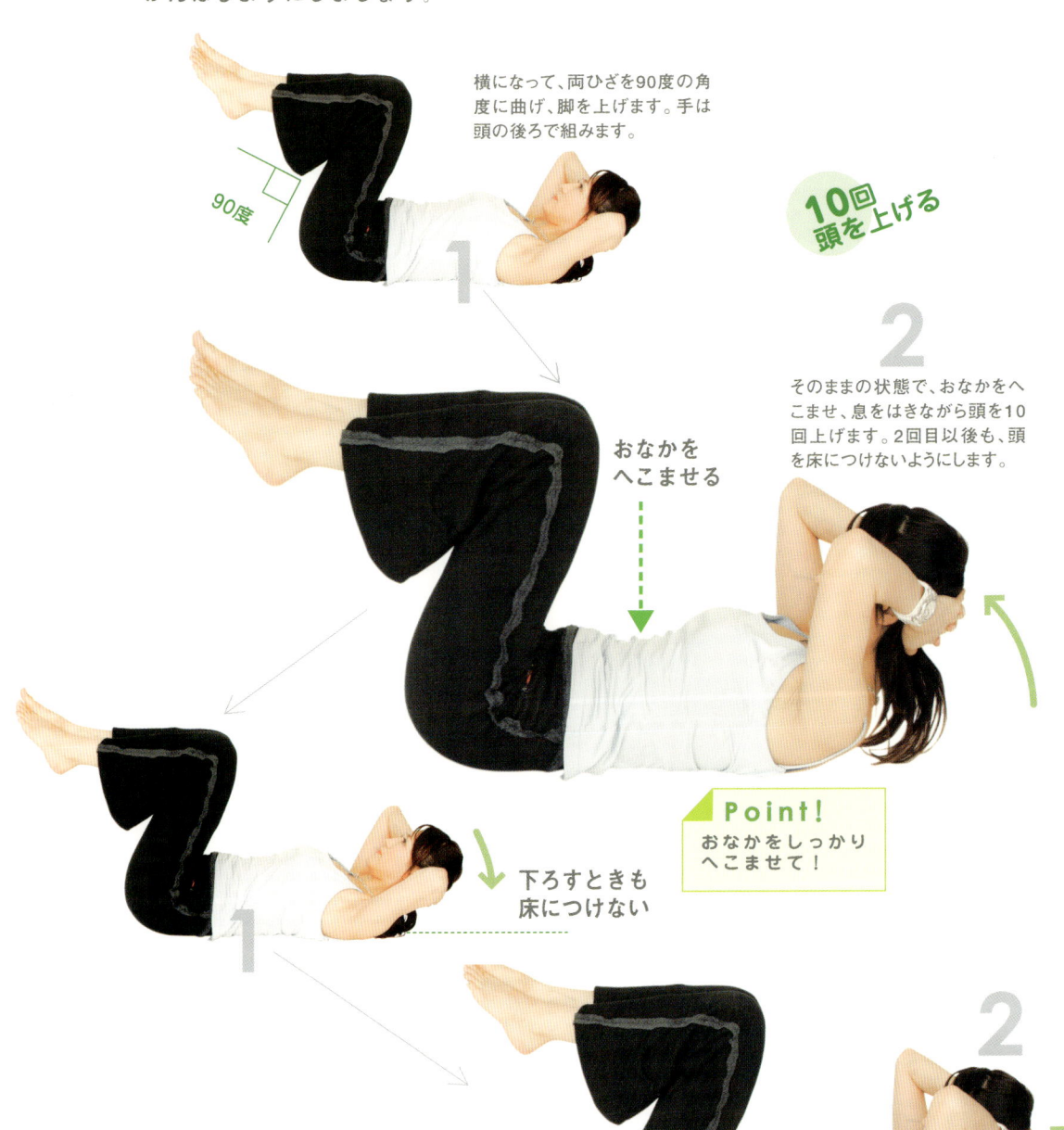

横になって、両ひざを90度の角度に曲げ、脚を上げます。手は頭の後ろで組みます。

10回
頭を上げる

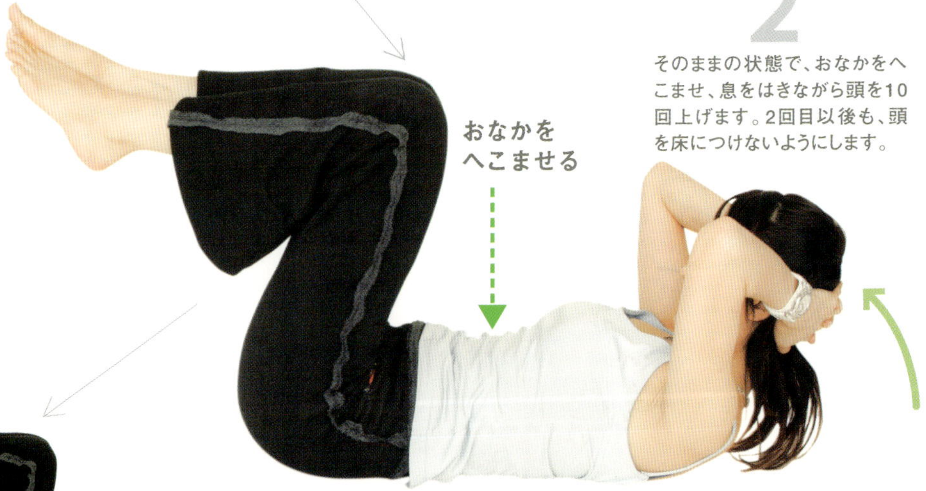

2

そのままの状態で、おなかをへこませ、息をはきながら頭を10回上げます。2回目以後も、頭を床につけないようにします。

Point!
おなかをしっかり
へこませて！

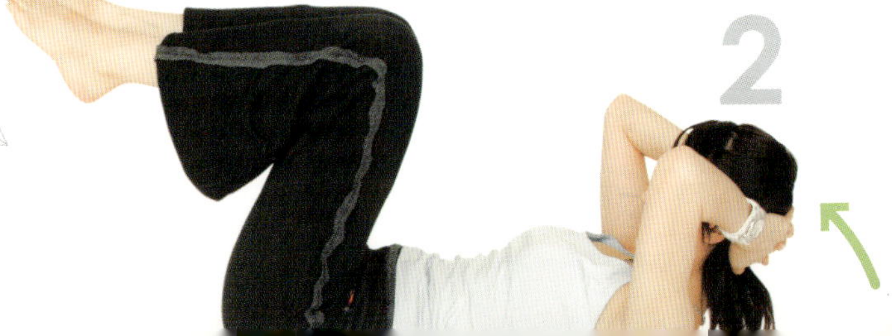

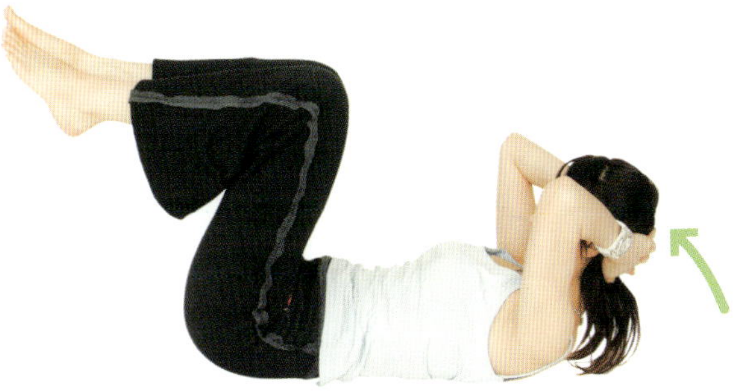

3

11回目からは、頭を上げるたび、ひじが逆側のひざにつくまで左右に1回ずつ体をひねります。これを10回おこないます。

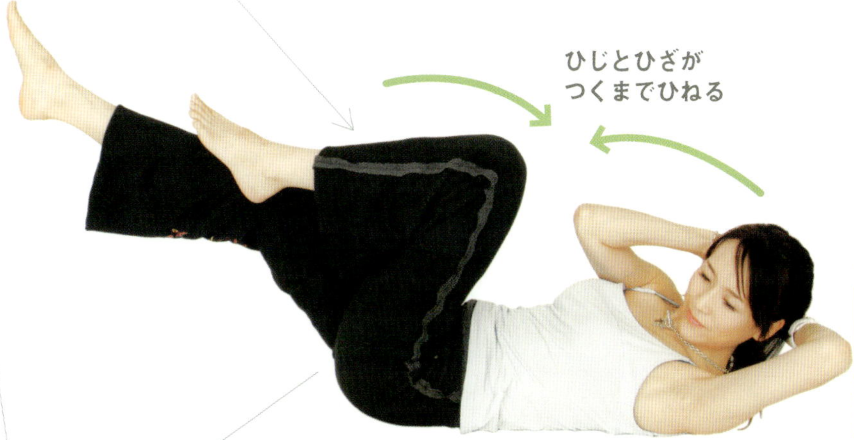
ひじとひざが
つくまでひねる
ひねりを加え
10回
頭を上げる

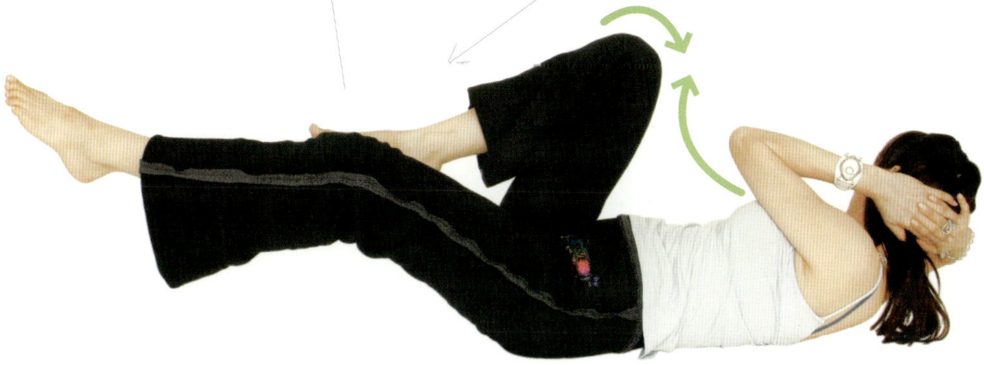

Micaco's VOICE

毎日続ければ、小さめサイズのTシャツはもちろん、水着姿にも自信がもてますよ

血流アップ STEP 1

肩こりがひどい、冷え性に悩まされている……それは体の血流が悪いせいかもしれません。血流の悪い体は、たまった毒素もぬけにくく、酸素や栄養がいきわたらないために代謝が悪い“やせにくい体”です。血流アップに、ぜひこのエクササイズを習慣にしましょう。

1

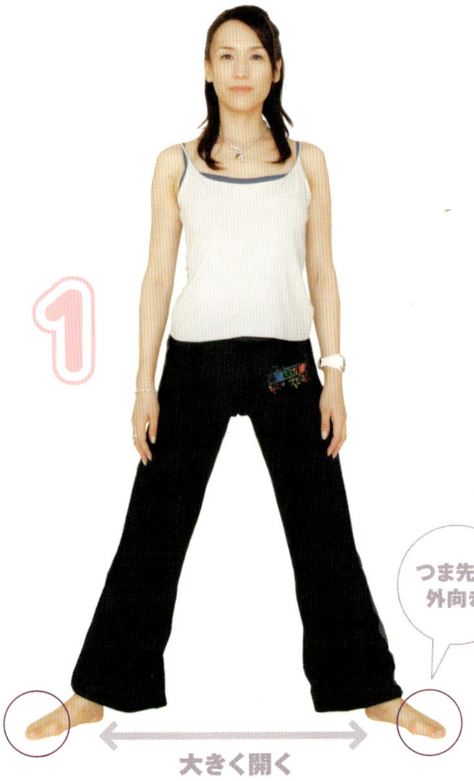
つま先は外向き
大きく開く

脚を大きく開いて立ちます。このとき、つま先を外に向けると、しっかり開くことができます。

2

Point
太ももと床が平行になるまで、腰をぐっと落とすこと！

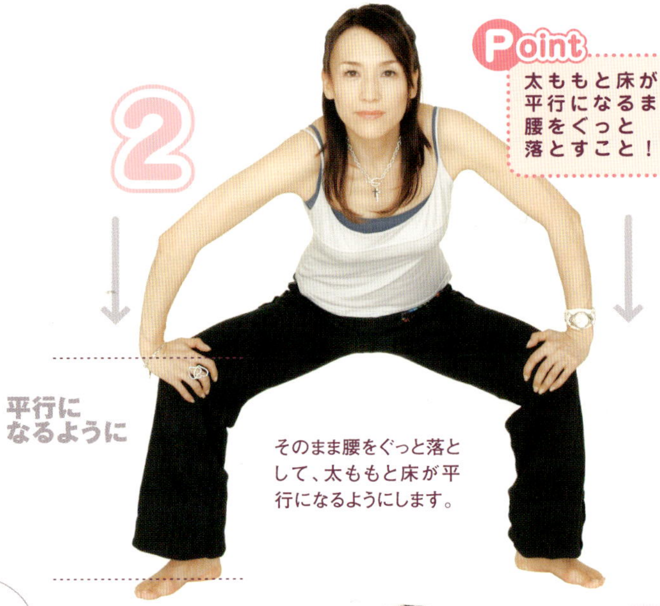
平行になるように

そのまま腰をぐっと落として、太ももと床が平行になるようにします。

3

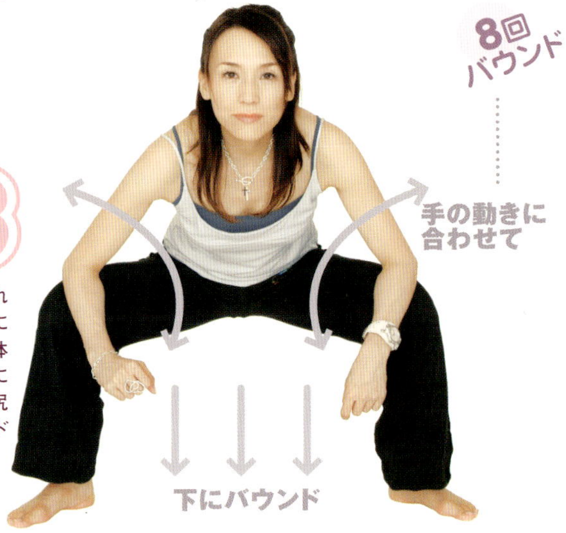
8回バウンド
手の動きに合わせて
下にバウンド

両腕のひじを、それぞれ左右のひざにつきます。ひじを体に引きつけるように動かしながら、お尻を下に8回バウンドさせます。

8回開く

4

続いて手先を広げ、ひじから先を内から外へはらうように動かしながら、ひざを左右に8回開きます。

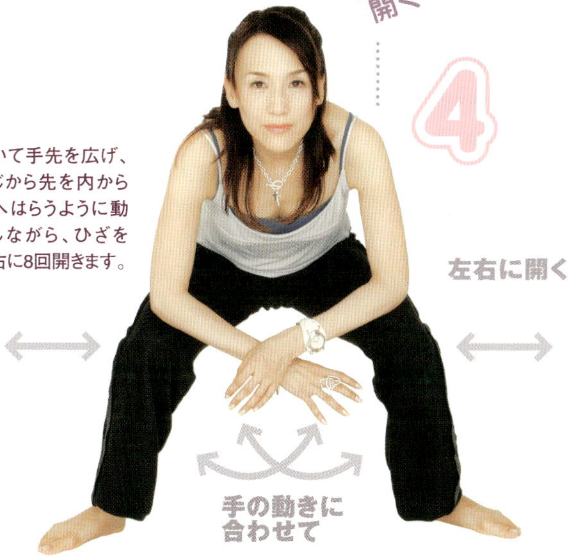
左右に開く
手の動きに合わせて

5

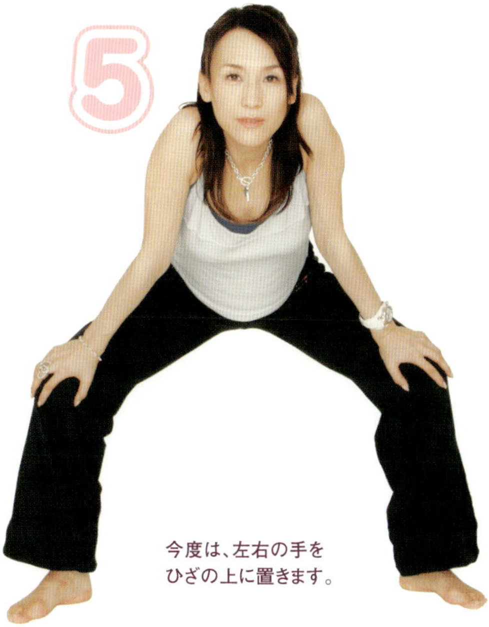

今度は、左右の手をひざの上に置きます。

6

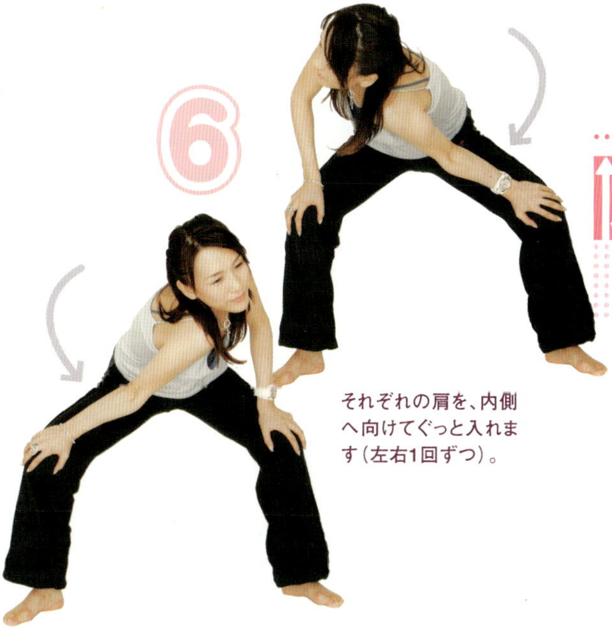

それぞれの肩を、内側へ向けてぐっと入れます（左右1回ずつ）。

7

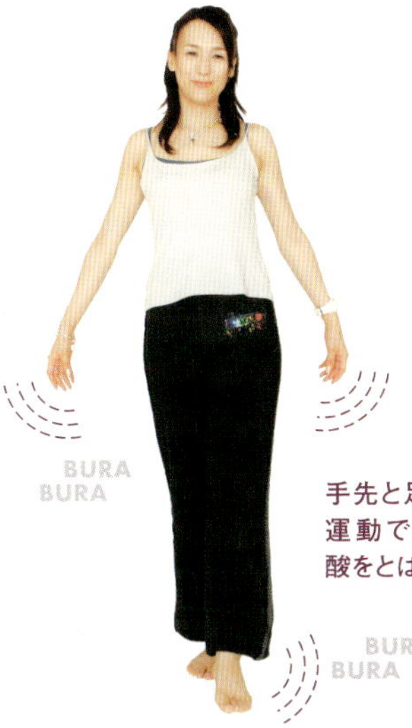
BURA BURA
BURA BURA

手先と足先を振り、運動でたまった乳酸をとばします。

Micaco's VOICE

お相撲さんの“しこ”のような動作で、体の中心～末端の血液循環がよくなります

血流アップ STEP 2

インスパイリングの効果を高め、やせやすい体をつくる血流アップのエクササイズ。本書では、「基本10分エクササイズ」の仕上げにおすすめしていますが、部分やせのメニューと組み合わせてこまめにやっていただくのもいいでしょう。すべてのメニューを通しでおこなう「実践30分エクササイズ」も、ラストはもちろん血流アップで仕上げます。

1

Point
腕と脚をしっかり伸ばして、正三角形をつくろう！

手を肩幅に開いて床につき、腕と脚を伸ばして体全体で正三角形をつくります。

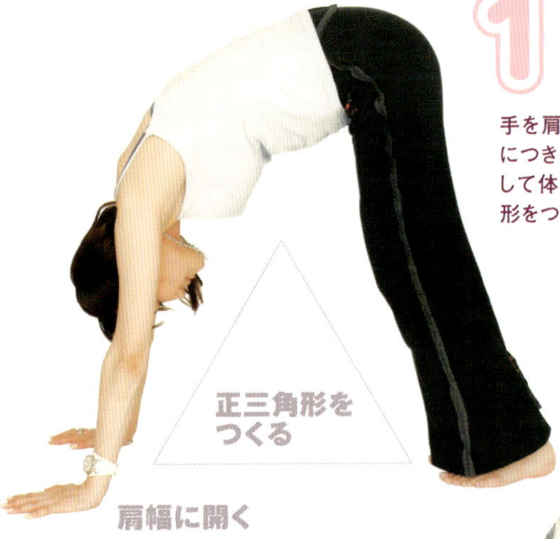
正三角形をつくる
肩幅に開く

2

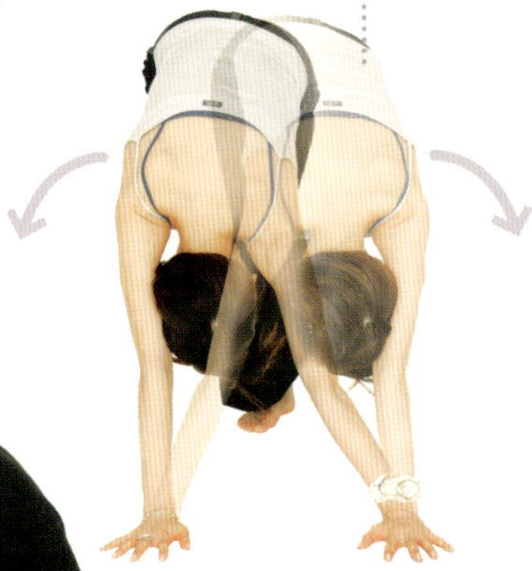
5回ゆらす

片方の足のかかとをしっかり床につけ、もう一方の脚を浮かせます。そのまま、浮かせたほうのひざを、立てた脚のひざの裏にのせ、体を左右に5回ゆらします。脚をかえて同様におこないます。

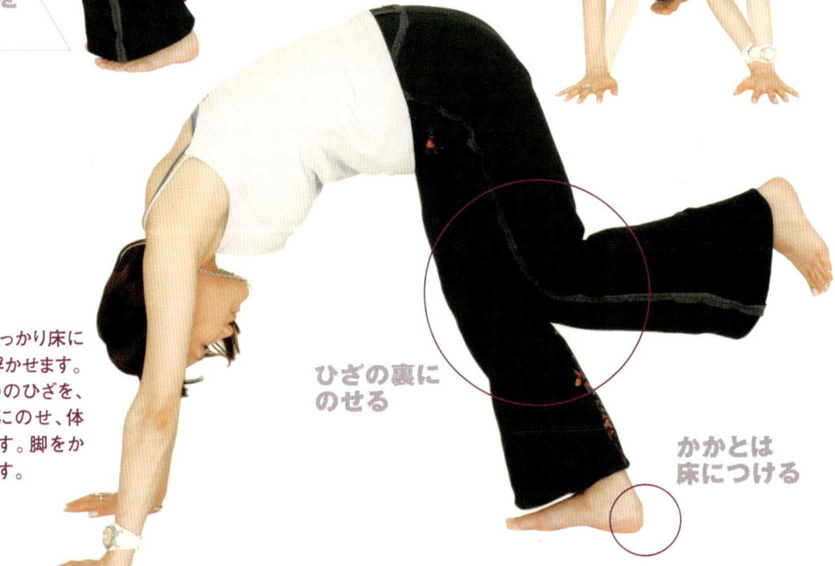
ひざの裏にのせる
かかとは床につける

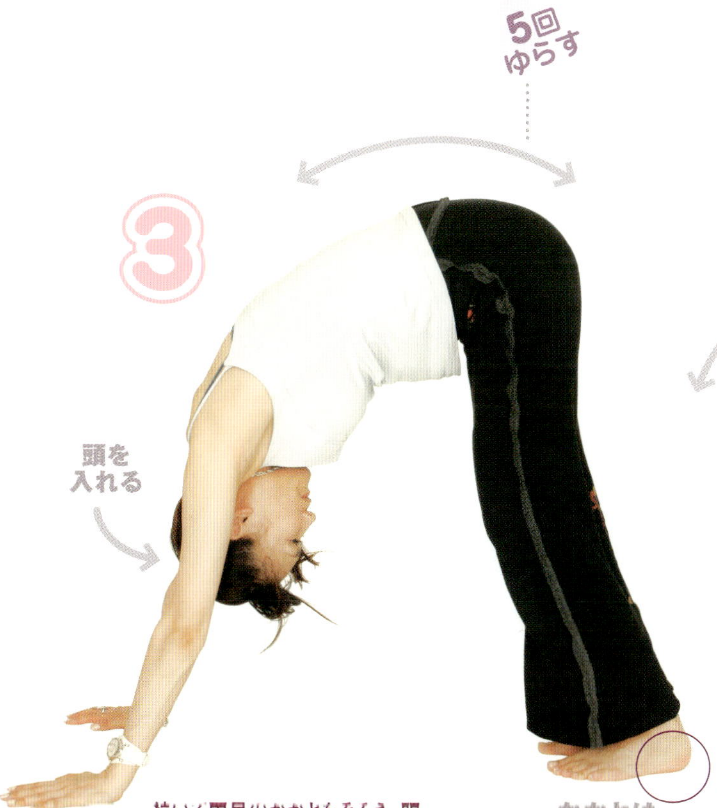
5回
ゆらす
頭を
入れる
かかとは
そろえる

3

続いて両足のかかとをそろえ、頭を腕の間にぐっと入れます。そのまま、体を前後に5回ゆらします。

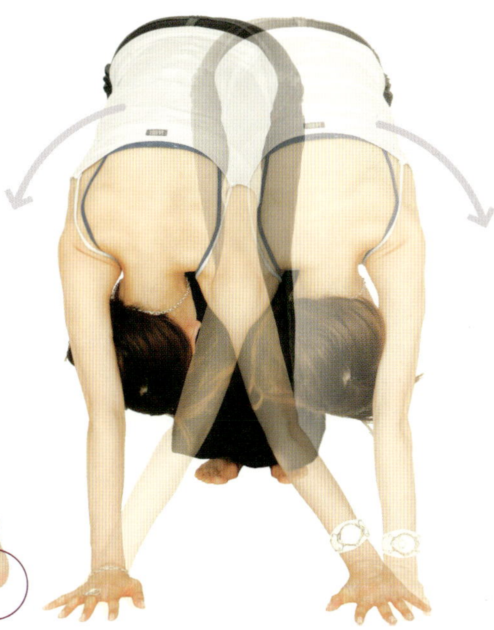
5回
ゆらす

4

終わったら、もう一度
左右に5回ゆらします。

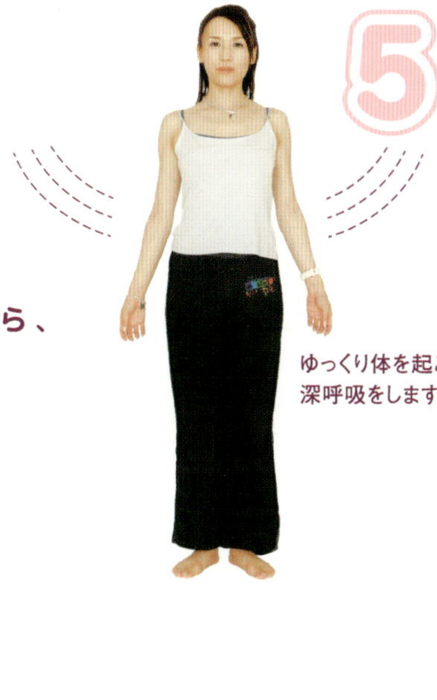

5

ゆっくり体を起こし、
深呼吸をします。

Micaco's VOICE

体がポカポカ気持ちよくなったら、
血流がアップしている証拠です

やせやすい体は、毎日の心がけから！

Column

インスパイリング・エクササイズの効果を高める生活の工夫。
食事法に続いては、日常生活編です。
たとえば、寝たり起きたり、立ったり座ったり……
呼吸をするにも、正しい方法があるのを知っていますか？

私たちの体は、眠っているときも、じっと座っている間も、常に生命活動を続けています。すなわち、呼吸をしたり、脳を働かせたり、体温を一定に保ったり、心臓を動かしたり、胃や腸で消化活動をしたり、そうした活動のすべてを支えているのが「基礎代謝」で、そのエネルギー消費は成人女性で1日におよそ1000キロカロリー以上。代謝全体の60～70パーセントにもなるとされ、運動などで消費するカロリーよりもはるかに大きな割合を占めています。

逆にいえば、基礎代謝をアップすることで、きつい運動を長時間おこなったとき以上のダイエットが期待できる……インスパイリング・エクササイズがやせやすい体をつくるというのも、これを高める効果が大きいからなのです。

この基礎代謝力は、じつは日常のちょっとした心がけによって上げることもできます。ここでは、そのいくつかをご紹介しますので、毎日のエクササイズに加え、実践してみてください。効果が目に見えて違ってくると思います。

まず最初は「規則正しい生活をする」という心がけです。「な～んだ！」と思われるかもしれませんが、これがとてもたいせつ。代謝をつかさどる自律神経の2つの働き、活動的な交感神経とリラッ

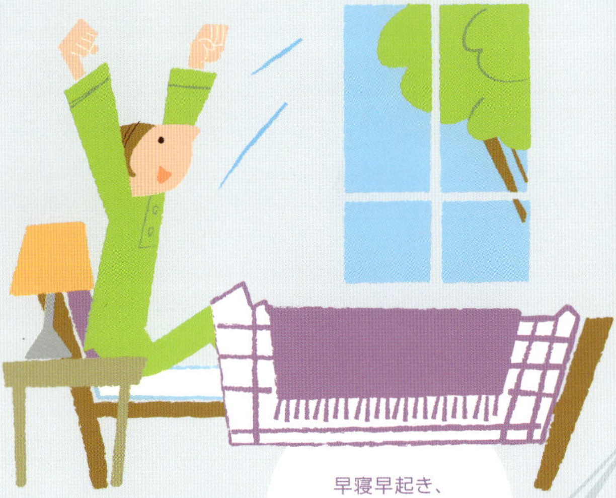

早寝早起き、
規則正しい生活リズムが、
やせやすい体
をつくる

座っている時間は
意外に多い、
きちんと座って
しっかり代謝を

クスの副交感神経が、きちんとスイッチしないと基礎代謝もうまく働いてくれないのです。2つの神経を切り替えるのは、目に入る日の光ともいわれていますので、朝は早く起きて日光を浴び、夜は早く寝るなど、生活のリズムをきちんとするようおすすめします。

続いては「姿勢よく座る」という心がけです。みなさんには、この本の初めに“3分立ち”をやってもらいましたが、そこでも説明したように、姿勢よく立つというのはそれだけで体中の筋肉を使い、代謝アップに大きな効果があります。それは座っている間もまったく同じ。イスに座るときも、背もたれによりかかったり、猫背になった状態では背骨まわりの筋肉がゆるんで筋肉に力が入らず、おなかの部分の内臓が圧迫されて代謝が落ちるなど、いいことはありません。

一般に、私たちの生活では立っている時間より、座っている時間のほうが長いもの。背筋をぴんと伸ばし、お尻の骨の上に頭がのっているイメージで座るようにしましょう。背中の筋肉がかなりの刺激を受けているのを感じられると思います。

こまめな深呼吸が、
知らずしらずに
代謝を高める

3つめの心がけは「こまめに深呼吸をする」です。食事で摂った栄養素をエネルギーに変えるには、それが酸素と結びついて燃えやすくなっていることが絶対条件。私たちの呼吸は、ふだん意外に浅いため、ときには意識して深呼吸をし十分な酸素を体内に取り入れてあげる必要があります。ここでも、姿勢が悪いと肺が圧迫されてたっぷり息を吸うことができませんので、大きく胸を開いて。あとは、息をはくときに完全にはききれば、吸う息は自然にしっかり吸えるようになるはずです。

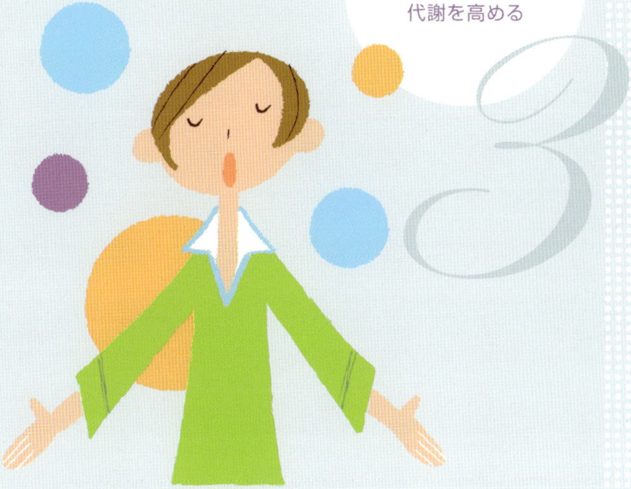

毎日できる！「ながらエクササイズ」

その気になれば、美しいボディラインはいつ、どこででもつくれるもの。

ここにご紹介するのは、会社で、家のリビングで、玄関先で……

簡単にできて効果の高い“ながら”エクササイズです。

基本エクササイズにプラスするのはもちろん、

エクササイズのためのまとまった時間がとれないという方も、

ぜひ毎日の習慣にしてみてください。

1

オフィスでキッチンで、座ったままできる脚やせエクササイズ

1日 ▶**2〜3**セット

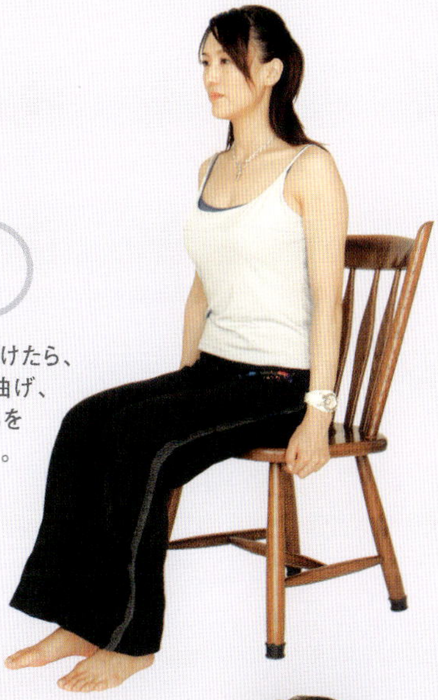

①

イスに浅く腰かけたら、
ひざは90度に曲げ、
手はイスのふちを
軽くつかみます。

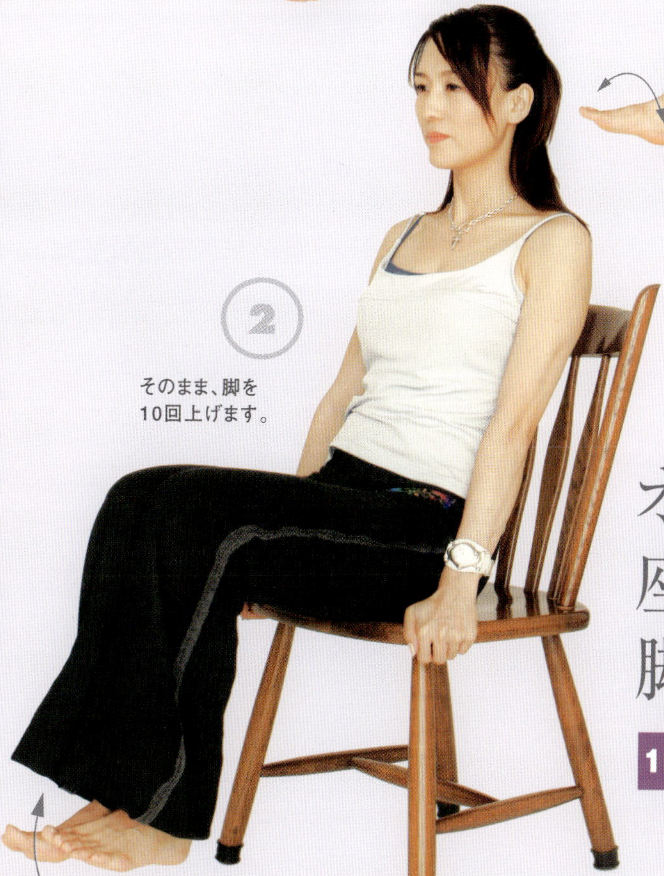

②

そのまま、脚を
10回上げます。

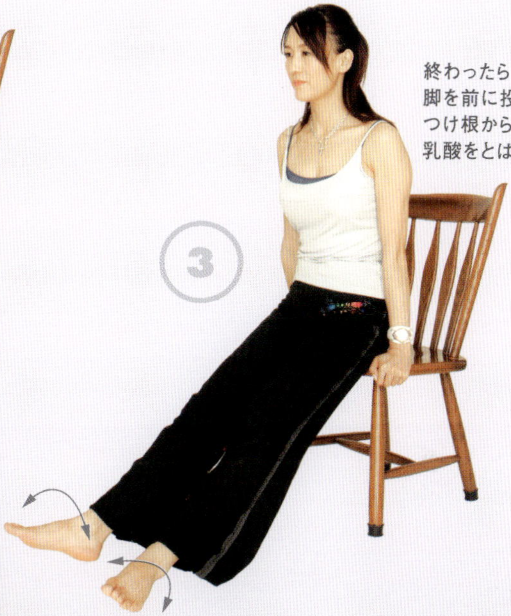

③

終わったら
脚を前に投げ出し、
つけ根から左右に振って、
乳酸をとばします。

2
リビングでテレビを見ながら、ヒップアップ・エクササイズ

1日 ▶**1**セット

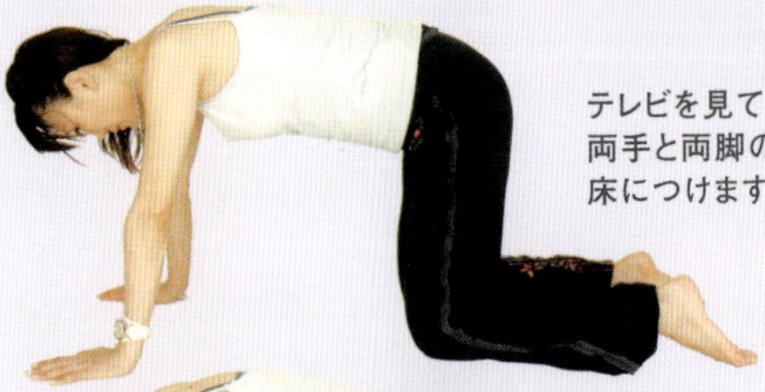

① テレビを見ている途中で、両手と両脚のひざを床につけます。

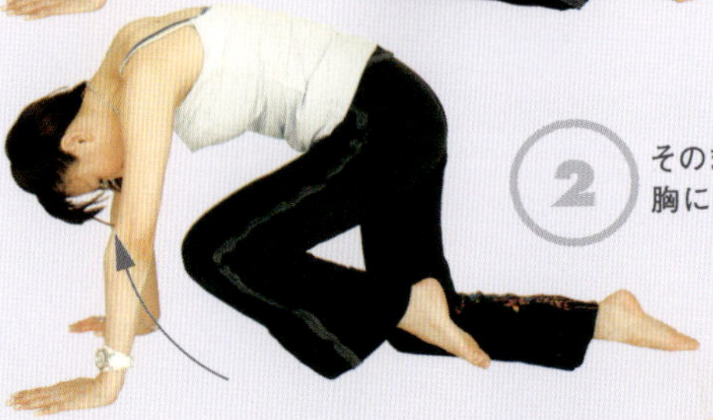

② そのまま、片方のひざを胸に引きつけます。

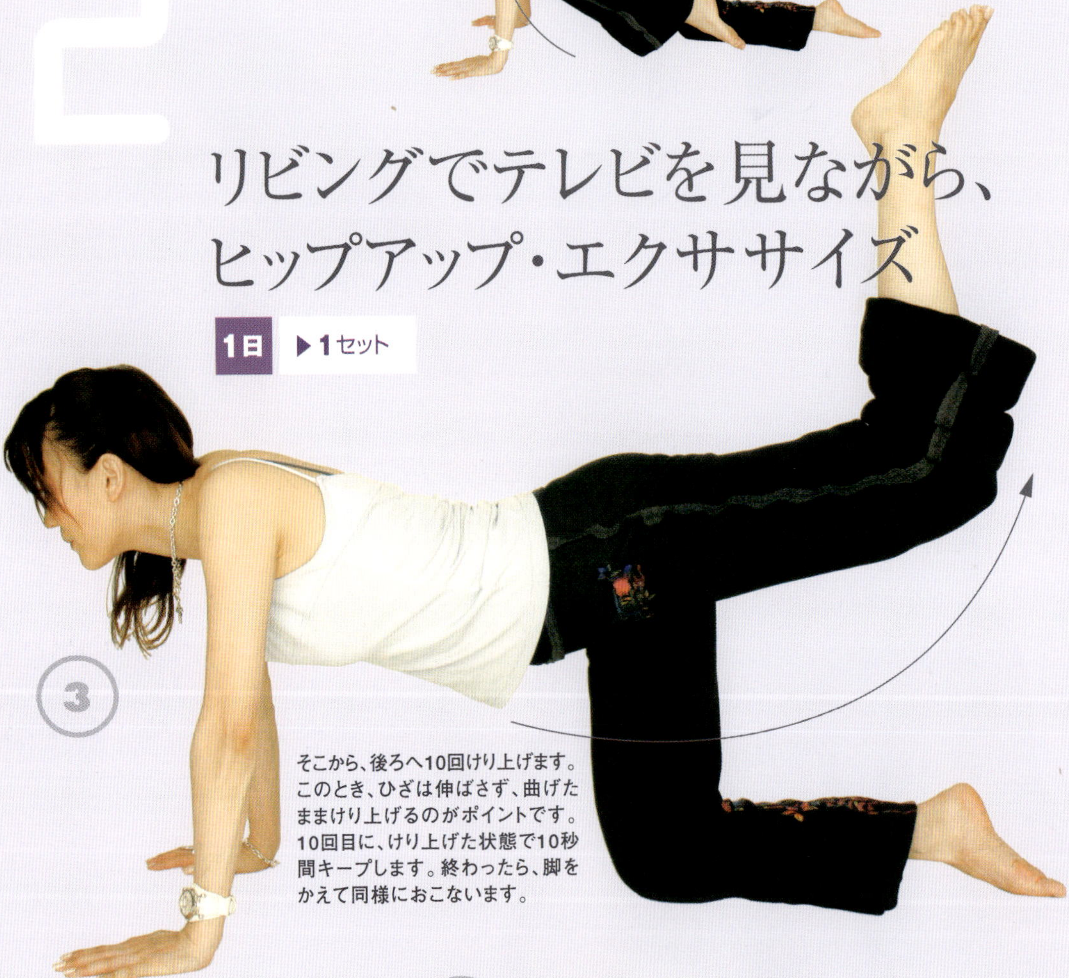

③ そこから、後ろへ10回けり上げます。このとき、ひざは伸ばさず、曲げたままけり上げるのがポイントです。10回目に、けり上げた状態で10秒間キープします。終わったら、脚をかえて同様におこないます。

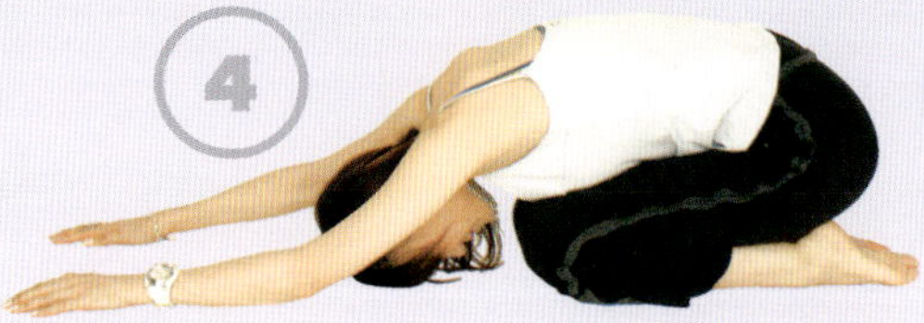

④ 最後に、つっぷした状態で力をぬき、体をゆるめます。

お出かけ前の玄関先で、小顔エクササイズ

3

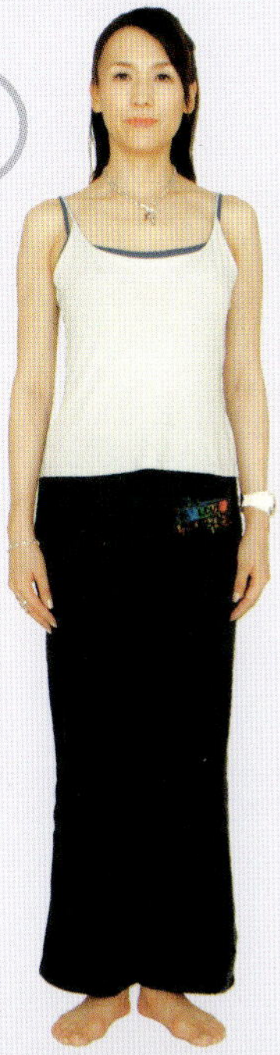

1

玄関先などで、
かかとをつけたまま
立ちます。

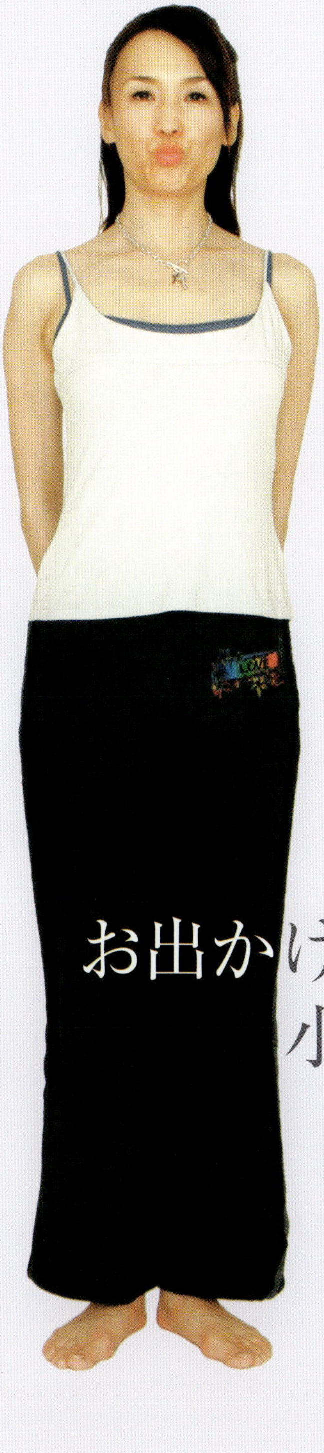

2

両方の手は後ろで組み合わせ、
くちびるをとがらせて、
顔の筋肉を集中させます。

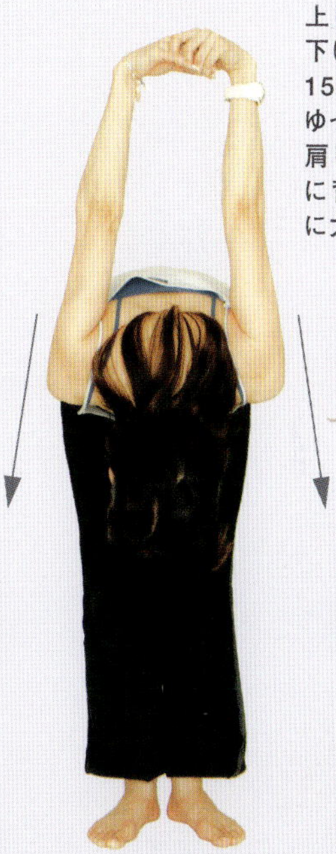

3

そのまま、腕を上に引き
上げながら、頭を下に
下げます。この状態で、
15秒間キープします。
ゆっくり体を起こしたら、
肩甲骨をせばめるよう
に背筋を伸ばし、最後
に力をぬきます。

「いつも、いつまでも、自分らしく美しく」

女性なら、誰もが胸に秘めた願いです。

とはいえ、無理な食事制限によるダイエットなどは体と心のバランスを崩すもと。

運動にしても、むやみにおこなうだけでは効果が出なかったり、

よけいな筋肉がついて腕や脚が太くなったり、

そんな経験は、誰にもあるのではないでしょうか？

かつての私もそうでした。

ボディメイキング・スタジオのインストラクターとして指導をしつつ、

教える内容に自信がもてない日々……

このやり方でまちがいはない？　本当に効果はあがっている？

当時は、美しくありたいと一生懸命に汗を流す生徒さんたちを前にするたび、

責任感とストレスに押しつぶされそうになったものです。

女性の体と心を知る女性自身だからこそできる、

女性のための新しいプログラム――

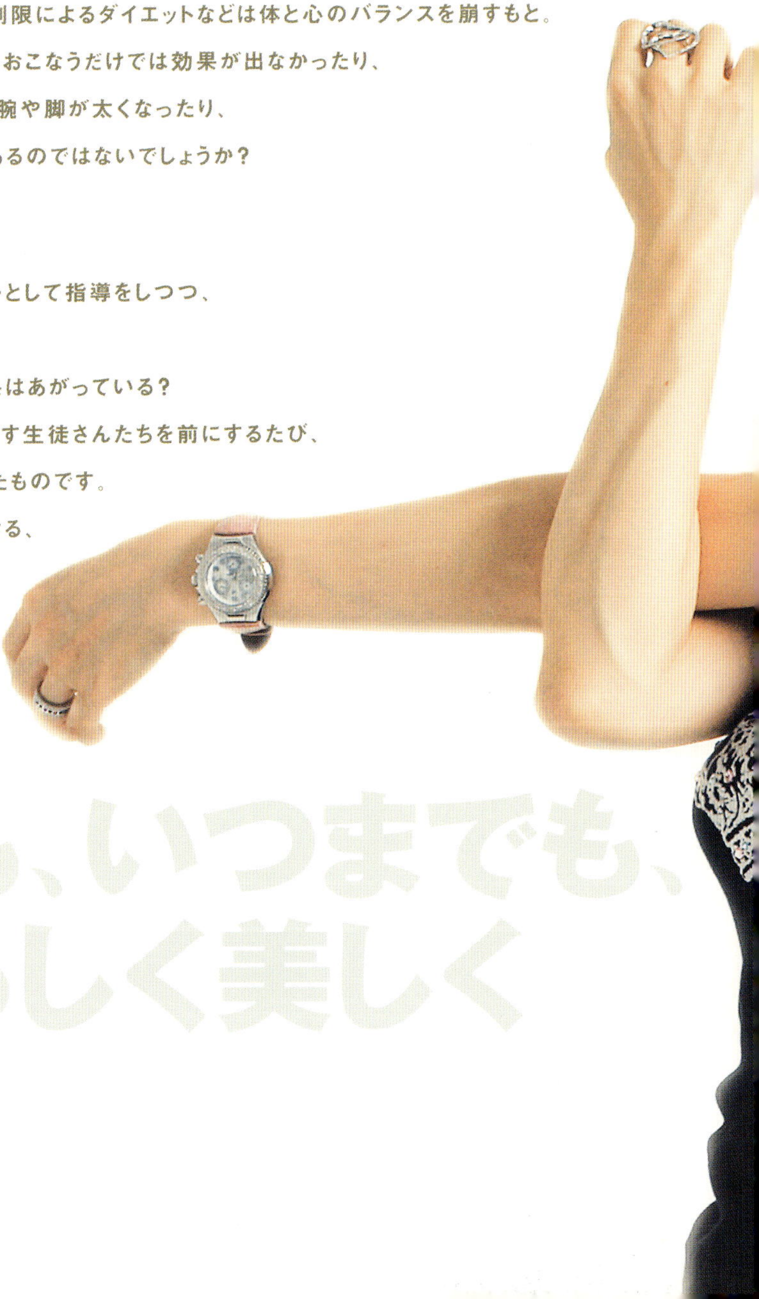

Outro

いつも、いつまでも、自分らしく美しく

ボディメイクだけでなく、その人の人生そのものを輝かせるようなエクササイズはないだろうか。
文字通り"手探り"を続けていた時期が、妊娠・出産そして育児という
女性にとっての一大事業と重なったこともあり、
私はずっとそんなことを問いかけていました。

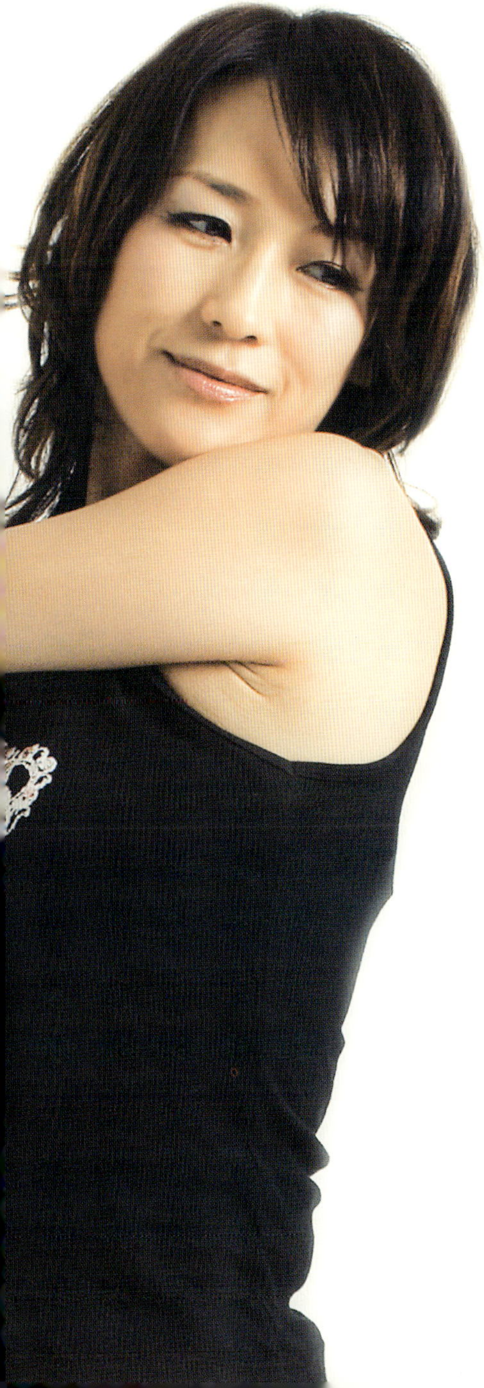

このインスパイリング・エクササイズは、その問いかけに対する、
私なりの答えでもあります。
体験した方が、女性であることの喜びを体で感じ、
確実に美しくなる自分に驚いていただければ、
これ以上のハッピーはありません。

終わりに、この本の出版にかかわったすべてのみなさん、
そして手にとってくださったあなたに、
心からの感謝の気持ちを捧げます。

「オリジナル・レッスンDVD」の使い方

本書に付属のオリジナル・レッスンDVDには、「**基本10分**」および「**部分やせ**」の全エクササイズの解説＋実践を収録。さらに、トータル・プログラムとしての「**実践30分エクササイズ**」がまるごと収録され、ボーナス・トラックとして「**“～ながら”エクササイズ**」も用意されています。

How to use

DVDをご覧になるには

1 お手持ちのDVDプレーヤーにディスクをセットすると、自動的に再生が開始され、メインメニューが表示されます。

＊パソコンで再生する場合は、ディスクをセットすると、自動的に再生ソフトが起動します（機種により異なります）。

2 メインメニューでは、「**基本10分エクササイズ**」「**部分やせエクササイズ**」「**実践30分エクササイズ**」「**“～ながら”エクササイズ**」のいずれかの項目をリモコンで選ぶことができます。

3 「**基本10分エクササイズ**」および「**部分やせエクササイズ**」では、メニュー画面が表示され、いずれかの項目を選ぶことができます。

＊各項目の再生後、または再生中にリモコンのメニューボタンを押すことで、メニュー画面に戻ります。メニュー画面で「**MAIN MENU**」を押すと、メインメニューに戻ります。

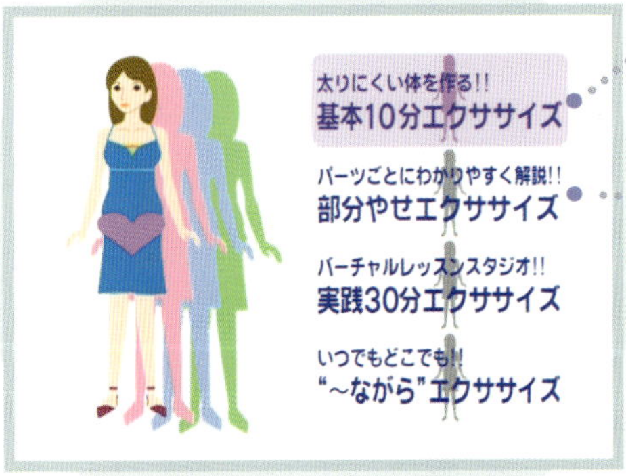

太りにくい体を作る!!
基本10分エクササイズ
パーツごとにわかりやすく解説!!
部分やせエクササイズ
バーチャルレッスンスタジオ!!
実践30分エクササイズ
いつでもどこでも!!
“～ながら”エクササイズ

4 メインメニューで「**実践30分エクササイズ**」「**“～ながら”エクササイズ**」を選ぶと、直接それぞれの映像が再生されます。「**実践30分エクササイズ**」は、「**基本10分**」と「**部分やせ**」のすべてのエクササイズを通しておこなう“バーチャルレッスンスタジオ”。「**“～ながら”エクササイズ**」では、日常生活でできる簡単エクササイズを紹介しています。

＊各項目の再生後、または再生中にリモコンのメニューボタンを押すことで、メインメニューに戻ります。

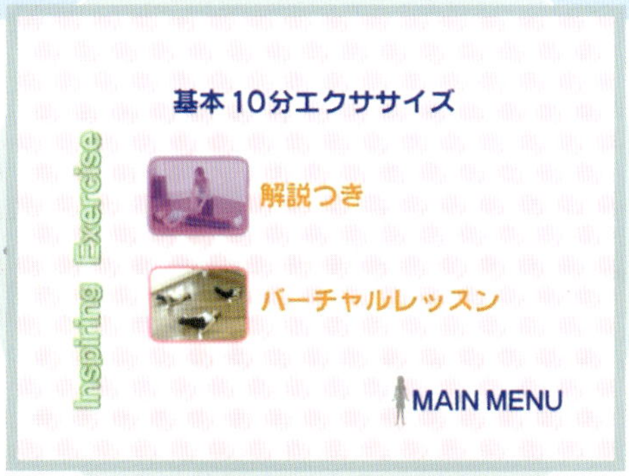

基本10分エクササイズ

解説つき

ひとつひとつのエクササイズについて、動きの手順やポイントを解説します。ひとつの解説が終わるごとに実践編の映像が流れますので、おぼえたエクササイズを画面に合わせて実際にやってみることができます。

バーチャルレッスン

「**基本10分エクササイズ**」を最初から最後まで、実際のレッスンと同様におこないます。個々の動作が身につけば、かけ声に合わせるだけでエクササイズをすることができます。

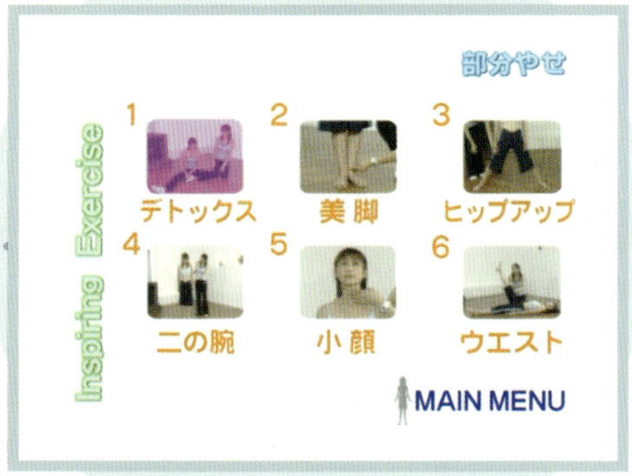

部分やせメニュー

1 デトックス　2 美脚　3 ヒップアップ
4 二の腕　5 小顔　6 ウエスト

気になる部分ごとに、エクササイズの手順やポイントを解説します。それぞれ、解説が終わるごとに実践編の映像が流れますので、おぼえたエクササイズを画面に合わせて実際にやってみることができます。

◎操作方法はプレーヤーによって異なる場合があります。
詳しくはお手持ちのプレーヤーの取扱説明書などをご参照ください。

Cast profile

Micaco
1967年生まれ。
インスパイリングを自ら実践するようになり、ジーンズが2サイズダウン。
小2と幼稚園の2児の母。

村山秀美
1967年生まれ。
レッスン歴1年半で
ジーンズが3サイズダウン。
高3、小3、小2の3児の母。

西山弘恵
1972年生まれ。
レッスン歴1年半。
始めて2カ月目でジーンズが1サイズ、半年で2サイズダウン、現在も進行中。
小2の母。

プロデュース　龍野文範（STARDUST PROMOTION Inc.）

アドバイザー　山根玄紀（C.D.C）
ウェブ担当　藤井　都（C.D.C）

DVDスタッフ

ディレクター　小松知子
構　成　大野　智

ブレーン　〆谷浩斗（MANDARA HOUSE）
水野重之（MANDARA HOUSE）

ナレーション　魚住りえ

ヘア＆メイク　森　あきよ
スタイリスト　寄森久美子（C.D.C）

制　作　株式会社マンダラハウス
技　術　株式会社テレテックメディアパーク
スタジオ　株式会社スタジオフォリオ

オーサリング＆マスタリング　図書印刷株式会社

エディトリアル・スタッフ

ブックデザイン　安岡志真（基―MOTO―）、鈴木希江子
写　真　山﨑美津留
写　真（2〜3、84〜85ページ）　益子祥徳（t.cube）
ヘア＆メイク（2〜3、84〜85ページ）　平井寛功（HAIR DIMENSION）
イラストレーション　石山綾子

編　集　入澤　誠（office id）

体の芯からダイエット
10分間 インスパイリング 骨格矯正 エクササイズ

2006年11月17日　初版第1刷発行
2007年　2月26日　初版第7刷発行

監　修　Micaco
発行者　鈴木佐和
発行所　株式会社SDP
〒150-0021 東京都渋谷区恵比寿西 2-3-12
TEL 03-3464-5882（編集部）／03-5459-8610（営業部）
HP http://www.stardustpictures.co.jp

印刷製本　図書印刷株式会社

落丁、乱丁本はお取り替えいたします。
定価はカバーに明記してあります。

ISBN978-4-903620-04-6